Frank Elstner und Gerd Schnack

# BONUSJAHRE

Frank Elstner
Gerd Schnack

# BONUS JAHRE

## Durch Bewegung, Meditation und Elastizität in ein erfülltes und gesundes Leben

Mit 122 Abbildungen im Text

PIPER
München Berlin Zürich

*Mehr über unsere Autoren und Bücher:*
*www.piper.de*

MIX
Papier aus verantwortungsvollen Quellen
FSC
www.fsc.org
FSC® C014889

ISBN 978-3-492-05836-0

Umschlaggestaltung: zero-media.net, München
Umschlagabbildung: Sonja Bell und FinePic®, München
Gesetzt aus der DTL Documenta und der Myriad Pro
Satz: LARIXPRESS GmbH, Bozen
Illustrationen: Wolfgang Pfau und Francesco Iorio
Litho: Lorenz & Zeller, Inning am Ammersee
Druck und Bindung: Pustet, Regensburg
Printed in Germany

## Inhalt

# Vorwort

Mein Büro befindet sich in einem historischen Gebäude aus dem Jahr 1820, mitten in Baden-Baden. Hohe Decken kennzeichnen die Räume. Doch so schön hohe Decken in einem Altbau sind, sie führen dazu, dass man auf dem Weg in mein Büro, das im zweiten Stock liegt, viele Stufen überwinden muss. Nein, es gibt keinen Fahrstuhl. Treppensteigen ist angesagt.

Dieses Treppenhaus hat mir schon viele spannende Erkenntnisse verschafft: Wenn Gäste zu mir kommen, sehe ich schon von oben, wie die geplante Besprechung in etwa verlaufen wird. Da gibt es die dynamischen Kollegen, die zwei, drei Stufen auf einmal nehmen und die Treppe emporrasen – sie stürzen in mein Zimmer, wedeln mit Konzepten und Businessplänen und sind in Gedanken schon beim nächsten Meeting; das wird meist ein kurzer Termin. Dann gibt es die Bedächtigen, die eigentlich sowieso schon zu spät kommen, aber trotzdem langsam Schritt für Schritt nach oben stampfen. Sie nehmen jede Stufe genau in Augenschein und betrachten nebenher gemütlich die Bilder im Treppenhaus. Bei denen weiß ich, dieser Termin wird dauern… Und dann gibt es noch die Untrainierten, die sich zuerst etwas verloren im Eingangsbereich umsehen – hoffend, dass es vielleicht doch irgendwo einen Aufzug gibt. Enttäuscht nehmen sie schließlich die Expedition in Angriff und steigen trotzig die Treppe hinauf. Ab und zu bleiben sie keuchend stehen und werfen einen prüfenden Blick nach oben: Wie lange wird die Tortur wohl noch dauern? Jede Stufe wird für sie zu einer Herausforderung, jeder Schritt ist begleitet von einem langsam anschwellenden Schnaufen – und ich weiß, auch dieses Gespräch wird sich hinziehen. Der Partner muss seinen Puls erst mal auf Normalwert herunterfahren … Ausnahmen bestätigen die Regel.

Nachhaltig beeindruckt war ich von einem Besucher, der im Sommer 2016 in eigenartigen Verrenkungen zu mir hochhüpfte. Manchmal schien er seine Füße zu verwechseln, und mehr als einmal fürchtete ich, dass er in dem weitläufigen Treppenhaus zuerst Rhythmus und Orientierung und dann den Halt verlieren könnte. Ich gebe zu, ich konnte und wollte ein Grinsen nicht unterdrücken. Gleichzeitig wurde mir ein bisschen bang, denn ausgerechnet mit diesem Mann wollte ich ein Buch über Fitness schreiben. Na, das kann ja heiter werden, dachte ich.

Der Mann, der mich an diesem Sommertag besuchte, war der Präventiv- und Sportmediziner Prof. Gerd Schnack. Zu diesem Zeitpunkt hatte er mir schon viele seiner Erkenntnisse und Übungen vermittelt, die Vorteile der naturrichtigen gegenüber den naturfalschen Bewegungen erklärt und voller Leidenschaft die Entspannungshocke und das Faszien-Joggen vorgeturnt. Die meisten seiner Vorschläge hatte ich ausprobiert. Vieles hatte tatsächlich recht schnell funktioniert, für einige Ergebnisse brauchte ich etwas länger, bei manchen Übungen bin ich noch heute nicht ganz so erfolgreich wie erhofft. Doch das wird schon werden; die Hauptsache ist, man setzt sich in Bewegung. (Zwischenzeitlich habe ich sogar versucht, die Hebb'sche Lernregel bei der Erziehung meiner Hunde anzuwenden. Ich muss sagen: Die ersten Ergebnisse waren recht ermutigend …)

Wenn wir über »Bonusjahre« reden, dann meinen wir, mein Koautor Gerd Schnack und ich, erfüllte Lebensjahre: Es sind dazuverdiente Jahre, die man erleben kann, wenn man sich einen Bonus verdient. Wir alle wissen und haben es oft genug gehört, was wir für diesen Bonus tun müssen: Wir müssen uns ernähren, am besten vernünftig, wir müssen uns bewegen, am besten täglich, wir müssen die eine oder andere lieb gewonnene Gewohnheit einschränken oder am besten ganz aufgeben.

»Jeder will alt werden, keiner will es sein«, meinte der Schauspieler Martin Held einmal. Und er hat recht. Wie mir scheint, setzen sich Schauspieler viel intensiver mit dem Altwerden auseinander als die meisten anderen Menschen. Zum einen, weil es die Rollen oft verlangen, zum anderen, weil sie sich permanent in verschiedenen Lebenslagen abgebildet sehen. So kann es passieren, dass man in einem aktuellen *Tatort* den brutalen alternden Clan-Boss spielt und auf einem anderen Programm in einer 50 Jahre alten Schnulze den tollpatschigen jugendlichen Liebhaber gibt. Dieses Doppelleben verursacht sicher eine spezielle Art der Schizophrenie.

»Altwerden ist nichts für Feiglinge«, wusste aber auch Christoph Wilhelm Hufeland, der Leibarzt von Goethe, der noch weitere Berühmtheiten wie Friedrich von Schiller und Johann Gottfried Herder behandelte. Wenn Sie sich an das Zitat anderweitig erinnern, dann freue ich mich besonders, denn sehr wahrscheinlich denken Sie dabei an meinen Freund Joachim »Blacky« Fuchsberger, der sich in bewundernswerter Weise mit dem – nämlich seinem – Alter beschäftigt hat und alles andere war als ein Feigling.

Seien wir also ehrlich: Wer 50, 60 oder – wie wir – schon 70 oder gar 80 Jahre auf dem Buckel hat, ist sicher nicht frei von Malaisen. Ganz ohne Zipperlein geht es im Alter für kaum jemanden ab. Dennoch können wir etwas tun: Wir können günstige Voraussetzungen schaffen, unsere Möglichkeiten nutzen und damit unsere Chancen auf den Bonus verbessern. Zwar werden wir nicht alle Risiken ausschalten können (wenn uns ein fallender Dachziegel im falschen Moment erwischt, hilft die ganze Fitness nichts), aber glücklicherweise kommt das nicht allzu oft vor: Die Statistik beweist, dass man heute als 65-jährige Frau locker 85 Jahre alt werden kann. Und ein 65-jähriger Mann tut gut daran, noch jede Menge Geld zu sparen, um an seinem 80. Geburtstag die große Feier mit allem Drum und Dran bezahlen zu können.

Natürlich gibt es keine Garantie, niemand kann ein sorgenfreies und gesundes Alter garantieren, durch keine Maßnahme der Welt. Manche kleineren oder größeren Gebrechen aber werden Sie vielleicht loswerden, wenn Sie die Tipps von Gerd Schnack befolgen, andere werden Sie hoffentlich gar nicht erst bekommen. Das würde uns freuen, denn nicht zuletzt deswegen haben wir dieses Buch geschrieben.

Dank seines unerschöpflichen Wissens kann uns Gerd Schnack viele Vorgänge des menschlichen Körpers und deren Auswirkungen auf unsere Fitness und unser Wohlbefinden verständlich machen – und auch genau erklären, was man gegen eine Vielzahl von alltäglichen Beschwerden unternehmen kann. Gegenüber vielen Fitnesspredigern hat er einen gewaltigen Vorteil: Er ist kein Theoretiker, sondern einer, der lebt, was er lehrt – auch wenn ich zugeben muss, dass das manchmal kurios aussieht. (Unter uns: Heute hüpfe auch ich die Treppe hoch. Wenn keiner zuschaut...)

Gerd Schnack ist bereits jenseits der 80, geht aber problemlos für 60 durch. Am 5. Mai 2007 war er zum ersten Mal in meiner Sendung *Menschen der Woche.*

Sein Thema: »Abnehmen durch Nichtstun!« Tolles Thema. Toller Gast. Anlass für die Einladung damals: Eine Studie hatte gezeigt, dass sich die Deutschen zu wenig bewegen und zu viel essen. Knapp zehn Jahre später kommt eine weitere Studie zu dem erschreckenden Ergebnis, dass sich daran überhaupt nichts geändert hat, ganz im Gegenteil: Die Deutschen bewegen sich noch weniger als früher. 80 Prozent der Befragten verrichten keine intensive körperliche Arbeit, und 32 Prozent sind in ihrer Freizeit kein bisschen aktiv (DKV-Report »Wie gesund ist Deutschland?«). Fazit der Untersuchung: Über die Hälfte der Deutschen bewegt sich nicht genug. Und das, obwohl wir dachten, alle wüssten allmählich, wie wichtig Bewegung ist. (Übrigens: Männer und Frauen sind gleichermaßen träge, das Geschlecht macht in diesem Fall keinen Unterschied.)

Doch geht es in unserem Buch nicht nur um Gesundheit und Fitness. Wir wollen nicht nur ein paar Übungen vorstellen, sondern widmen uns auch den Hintergründen. Wenn man weiß, warum eine Übung welche Wirkung entfaltet, ist man vielleicht motivierter, sinnvolle Anstrengungen zu unternehmen, als wenn man nur mechanisch einer Handlungsanweisung folgt. Wir haben also kein medizinisches Lehrbuch geschrieben, sondern geben persönliche Anregungen, die wir von der besten aller Lehrmeisterinnen, der Natur, übernommen haben. Wie es dazu kam? Vielleicht kurz ein paar Zeilen zu uns.

Ich erblickte das Licht der Welt am 19. April 1942. Dieses Erblicken war perspektiv ziemlich eingeschränkt, denn ich hatte nur ein funktionierendes Auge. Das räumliche Sehen war dadurch erst einmal beeinträchtigt, doch wenn man zweimal gegen eine offene Tür rennt, passt man beim dritten Mal eben besser auf. Meine größten Feinde in der Jugend waren allerdings die Briefkästen, die überall in halber Höhe herumhingen. Die rechts von mir habe ich fast nie gesehen, ihnen verdanke ich so manches blaue Auge. Irgendwann lernt man aber, die Entfernungen einzuschätzen, da reicht dann ein Auge aus. Was mich jedoch von einer erfolgreichen Sportlerlaufbahn abgehalten hat, war meine Mutter. Sie war Künstlerin, besaß eine Unmenge an Fantasie und malte sich bei jeder Sportart, die auch nur ganz entfernt für mich infrage gekommen wäre, die fürchterlichsten Szenarien aus. Was, wenn eine Skispitze versehentlich das Gesicht ihres Sohnes rammte, ein Fuß- oder Handball mit Wucht in sein Auge donnerte oder gar ein Medizinball explodierte? Sie befürchtete, dass ich durch den Sport das einzig funktionierende Augenlicht einbüßen könnte, das ich besaß.

Eine Sportskanone konnte ich mit einer überängstlichen Mutter also nicht werden und richtig fit auch nicht. Zum Spott der Klassenkameraden über mein Aussehen kam die Kränkung, beim Wählen der Teammitglieder nie als Erster aufgerufen zu werden. Im Gegenteil, oft wurde ich eher als eine Strafe empfunden von der Mannschaft, die mich am Schluss nehmen musste.

Genug des Jammerns. Immerhin wurde ich trotz meines eingeschränkten Gesichtsfelds noch ein ganz passabler Tischtennisspieler – was vielleicht auch daran lag, dass keiner meiner Gegner aus meinem Blick so genau ablesen konnte, wohin ich eigentlich zielte.

Dass aus mir kein Olympiasieger geworden ist, daran ist also ganz allein meine Mutter schuld. Sie ist aber auch verantwortlich für eine andere Karriere, die meinen Interessen und Neigungen letztlich besser entsprochen hat. Ich wurde Rundfunksprecher, Moderator, Journalist. Begonnen hat das damals beim SWF in Baden-Baden: Für die Hörfunkproduktion von *Bambi* suchte der Sender ein Kind, das hochdeutsch sprach. Meine Mutter schlug mich vor, ich machte das Reh und merkte sofort, das hier ist meine Welt. Es folgten Aufträge im Kinderfunk, daneben die Schulzeit, danach das Angebot von Radio Luxemburg und 18 Jahre lang eine spannende und ergiebige Zeit in dem kleinen, aber vitalen und internationalen Nachbarland.

Politisch war ich nie sonderlich aktiv, das lag auch daran, dass ich als Kind so oft umziehen musste: in Linz geboren, in Wien getauft, über Brünn nach Berlin gekommen, dort eingeschult, in Köln umgeschult, dann weiter nach Rastatt und Baden-Baden ... Kein Wunder, dass ich bei dem ganzen Hin und Her nicht nur wenig Interesse an Politik entwickelte, sondern auch ein eher mäßiger Schüler war.

Trotzdem habe ich es später geschafft, mit Radio Luxemburg einen der angesagten Radiosender Europas zu managen und dort eine kompetente Nachrichtenredaktion aufzubauen. Einer der Gründe, warum ich mich dieser Aufgabe mit großer Hingabe widmete, war eine blutige Auseinandersetzung rund 10000 Kilometer entfernt, der Krieg in Vietnam.

Dieser Krieg war auch für Gerd Schnack ein Ereignis, das sein Leben dramatisch veränderte. Er kämpfte gegen die Auswirkungen der grausamen Kampfhandlungen, nicht als Soldat, sondern als Arzt auf dem »weißen Schiff der Hoffnung«, wie die Vietnamesen das deutsche Hospitalschiff nannten, das von 1966 bis 1972 vor ihrer Küste lag. Deutschland wollte sich nicht militärisch an dem Krieg des Bündnispartners USA beteiligen, sondern wenn überhaupt nur humanitäre Hilfe leisten. Dazu benutzte man einen Dampfer, der die Nachfolge des Seebäderschiffs »Bunte Kuh« angetreten hatte und zwischen Cuxhaven und Helgoland hin und her schipperte: die »Helgoland«. 1966 wurde das Schiff vom Deutschen Roten Kreuz übernommen und zu einem schwimmenden Krankenhaus umgebaut. Es folgte der bis dahin größte humanitäre Einsatz Deutschlands in einem Kriegsgebiet. Zwei Jahre lang war Gerd Schnack der chirurgische Leiter an Bord. Hier, in Da Nang, einer Großstadt in Südvietnam, wurden hauptsächlich zivile Opfer des Kriegs behandelt: von Minen, Granaten und durch Napalmbomben Verwundete mit schwersten Verletzungen, oft kleine Kinder, deren Haut verbrannt und deren Gesichter zerschossen waren. 11 000 Menschen wurden auf dem schaukelnden Schiff operiert, die Ärzte arbeiteten bis zur vollkommenen Erschöpfung. Auch wenn nicht alle gerettet werden konnten, die »Helgoland« mit ihren Ärzten, Krankenschwestern und Pflegern war die beste Klinik Indochinas. Die psychische Belastung der Helfer war enorm, der alltägliche Umgang mit oft grauenvoll verstümmelten Körpern ging an die Substanz. Das Bild dieses Kriegs war das kleine Mädchen Kim Phuc, das weinend nackt auf der Straße läuft. Kurz zuvor war sie von einer Napalmbombe getroffen worden. 2002 war Kim Phuc in meiner Sendung *Menschen der Woche.* Ich habe sie gefragt, was das für ein Gefühl war, voller Angst um sein Leben zu rennen und dabei fotografiert zu werden. Da erzählte sie, dass der Fotograf Nick Ut sie sofort nach dieser Aufnahme in ein Krankenhaus gebracht habe und sie ihm ihr Leben verdanke.

In diesem Krieg starben zwischen drei und vier Millionen Vietnamesen. 75 Prozent der Opfer waren Zivilisten. Während der täglichen Arbeit in dem engen Hospitalschiff, beim Kampf um jedes Leben, fragte sich Gerd Schnack oft: Wie konnte es sein, dass dieses kleine Land über solch einen langen Zeitraum dem übermächtigen Gegner standhielt? Die nordvietnamesischen Truppen waren den amerikanischen Streitkräften ja in allen Belangen hoffnungslos unterlegen. Was war das

Erfolgsrezept der Widerstandskämpfer? Auf diese Frage werden wir später noch zurückkommen.

Nach dem Einsatz auf dem »weißen Schiff der Hoffnung« kehrte Gerd Schnack nach Deutschland zurück. Sein Weg führte ihn nach Hamburg, wo er sich verstärkt in der Handchirurgie weiterbildete. Dabei stellte er bedauernd fest, dass er als Arzt oft zu spät kam; häufig verloren die Operateure den Wettlauf mit der Krankheit und konnten, wenn überhaupt, nur unter großen Mühen heilen. Gerd Schnack erkannte die Möglichkeit, effektiver zu helfen, und zwar durch Prävention. Diese Methode entwickelte er vor allem bei einer Berufsgruppe, bei der Verspannungen und Verschleißerkrankungen an Muskeln, Sehnen und Gelenken an der Tagesordnung sind: bei den Berufsmusikern.

In Fernsehshows sind die Arbeitstage der Musiker geprägt von langen Wartezeiten, dazwischen gibt es Stellproben, Lichtproben, Soundcheck. Die meiste Zeit verbringen die Musiker in der Garderobe. Anders ergeht es den Mitgliedern der kleinen und großen Orchester, sie üben oft stundenlang. Zwei Drittel der Musiker leiden deshalb unter typischen Berufskrankheiten. Dabei geht es nicht nur um Hörschäden (obwohl: eingezwängt zwischen Pauken und Trompeten ist die Schallemission sicher nicht geringer als in unmittelbarer Nähe eines startenden Jumbo-Jets), sondern auch um extrem unnatürliche Haltungen, zu denen viele Instrumente die Musiker zwingen. Vor allem die Streicher können davon ein Lied singen, sie leiden fast immer unter Verspannungen und Gelenkschmerzen. Gerd Schnack hat schon früh erkannt, dass es in solchen Fällen nicht reicht, ein Fitnessprogramm aufzurufen, so umfangreich es auch sein mag. Um effektiv zu helfen, muss man in die Mechanik des menschlichen Körpers eindringen – oder, warum so bescheiden, muss man sich die Gesetze der Natur zu eigen machen. Dieses Vorhaben aber setzt voraus, dass wir diese Gesetze und Prinzipien überhaupt erst einmal verstehen. Und mit »wir« meine ich in dem Fall nicht die Experten und Wissenschaftler, sondern Sie und mich.

Das ist auch einer der Gründe, warum ich dieses Buch mit Gerd Schnack zusammen schreiben wollte: Ich wollte wissen, was die Welt im Innersten zusammenhält. Und vor allem, wie mir dieses Wissen hilft, einigermaßen fit älter zu werden. Goethe schrieb es schon vor 200 Jahren: »Die sogenannte Gesundheit kann nur im Gleichgewicht entgegengesetzter Kräfte bestehen, wie das Aufheben derselben entsteht und besteht nur aus dem Vorwalten der einen über die andern.« Gesundheit ist also viel mehr als die Tatsache, dass wir uns nicht krank fühlen, keine Rückenschmerzen haben und uns über eine gut funktionierende Verdauung freuen können. Es ist ein Zustand, in dem wir unser Leben aktiv genießen und gestalten können. Und wer möchte das nicht?

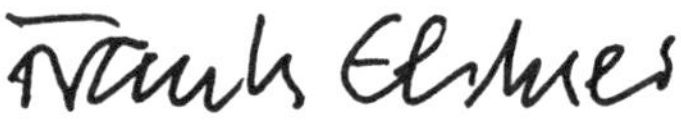

Frank Elstner

KAPITEL 1

# *Die Vagus-Meditation*

FRANK ELSTNER

Alles muss im Gleichgewicht sein. Um ins Gleichgewicht zu kommen, müssen wir die richtige Balance zwischen Anspannung und Entspannung finden. Und zur Entspannung eignet sich am besten die Meditation. Prof. Schnack ist in Vietnam erstmals mit diesem Thema in Berührung gekommen. Und das hat ihn, wie er mir erzählte, nie mehr losgelassen. Warum?

PROF. GERD SCHNACK

Weil die Meditation sicher einen großen Anteil daran hatte, dass diese von Krieg, Gewalt und Hunger bedrängten Menschen selbst noch unter den schlimmsten Umständen unglaublich gelassen bleiben konnten. Unvergessen ist für mich die hohe Schmerztoleranz, die ich selbst bei Kindern beobachten konnte. Noch heute sehe ich zwei Jungen ruhig und entspannt in der Aufnahme sitzen. Die Röntgenaufnahmen zeigten zahlreiche Splitterverletzungen im ganzen Bauchraum verteilt – sie müssen unglaubliche Schmerzen gehabt haben. Sie haben es ertragen, ohne mit der Wimper zu zucken … Oder ich sehe die junge Frau mit zahlreichen Oberschenkel- und Unterschenkelbrüchen, die so stark unter Schock stand, dass sie von den Schwestern kaum gehalten werden konnte – aber gar nicht wusste, was mit ihr los war. Wegen der vielen Frakturen und eben dieses Schockzustands hatten wir sie nicht sofort operiert, sondern wollten erst einmal die Arme und Beine in einer speziellen Extensionsbehandlung ruhigstellen – da werden schwere Gewichte eingesetzt, um die betroffenen Partien zu stabilisieren. Kurz darauf wurde ich dringend in die Intensivabteilung gerufen, und plötzlich kam mir die Frau am Boden kriechend und alle Gewichte hinter sich herziehend entgegen. Ich habe dann drei große Extremitätenbrüche gleichzeitig operiert. Aber auch nach der Operation stand die Frau noch unter Schock, sie riss sich die Verbände von den Wunden, prompt kam es an einem Bein zu einer schlimmen Infektion – ich musste das Bein später amputieren.

Nicht gerade eine Erfolgsgeschichte …

Doch, denn nachdem dieser Schockzustand behoben war, war die Frau die Gelassenheit selbst. Alle Wunden verheilten komplett, ohne Komplikationen, sie konnte dann bald das Bett verlassen und war eine unsere nettesten und freundlichsten Patientinnen, all unsere Schwestern hatten sie ins Herz geschlossen.

Ich kann mir gut vorstellen, dass man auf der »Helgoland« großen physischen und noch extremeren psychischen Belastungen ausgesetzt war. Es herrschte Krieg, man konnte jeden Augenblick selbst getroffen werden, dann die langen Schlangen von halb toten Kriegsverletzten, viele schwerstverwundete Kinder, das alles auf einem engen Schiff, das ja auch sicher mehr oder weniger heftig gewackelt hat. Wie war denn die »Helgoland« ausgerüstet?

Die war sehr gut ausgestattet. Wir arbeiteten auch eng mit den amerikanischen Hospitalschiffen »Repose« und »Sanctuary« zusammen, mit deren plastischen Chirurgen, mit den Neurochirurgen etc., denn diese Schiffe der Navy waren alle mit ausgewiesenen Spezialisten bestückt und hochmodern ausgerüstet.

Die Kriegsverletzten in der Ukraine, in Syrien, in Afghanistan oder in anderen Kriegsgebieten wären sicher froh, wenn sie so ein Hospital hätten. Dort müssen ja teilweise unmenschliche Bedingungen herrschen.

Vor allem, wenn 30 Schwerverletzte akut eingeliefert werden, wie ich das mehrmals auf der »Helgoland« erlebt habe. Wir haben wirklich Tag und Nacht operiert, standen pausenlos im Einsatz. Und ganz ehrlich, das ging natürlich nicht spurlos an mir vorüber. Nach einem Jahr konnte ich das frische Blut der Verletzten nicht mehr riechen, ich musste ausgetauscht werden. Ich habe dann eine Zeit lang als Unfallchirurg im Hafenkrankenhaus Hamburg gearbeitet. Das Schicksal der vom Krieg verfolgten Menschen in Südostasien hat mich aber niemals wirklich losgelassen, und deswegen bin ich später noch einmal für ein Jahr nach Vietnam zurückgekehrt. Insgesamt war ich circa zwei Jahre der leitende Chirurg auf der »Helgoland«.

Unter dem Eindruck all der erschütternden Ereignisse in Vietnam nahm ich dann an einer Fernsehsendung über Meditation im Bayrischen Rundfunk Anfang der 70er-Jahre teil, in der ich eine Diskussion mit dem Sinologen Prof. Paul Ulrich Unschuld führen konnte. Das Thema Meditation hat mich seither nicht mehr losgelassen, ich habe alles gesammelt und gelesen, was ich zu diesem Thema finden konnte. Und manches hat mich zu neuen Erkenntnissen gebracht – zum Beispiel der Artikel in der *Medical Tribune* über einen Notfall in den Rocky Mountains. Da ist Folgendes passiert:

Ein amerikanischer Arzt findet im Hochgebirge einen Bergsteiger, am Boden liegend. Sein Herz rast mit 200 Schlägen pro Minute, er hat starke Brustschmerzen, eine »paroxysmale Tachykardie« – also Herzrasen. Der medizinische Kollege hat nichts zur Behandlung zur Hand, erinnert sich aber an den Okulo-Ciliar-Reflex. Dieser tritt auf, wenn man auf den Augapfel drückt oder an den Augenmuskeln zieht. Die Reaktion darauf, wie bei jedem Reflex, kann man nicht willentlich steuern. Was passiert: Die Herzschlagfrequenz fällt deutlich ab, der Blutdruck sinkt. Also testet der Arzt diesen Reflex bei dem Bergsteiger und macht einige Minuten lang eine leichte Augenpressur. Und tatsächlich – nach kurzer Zeit halbiert sich der Herzschlag des Bergsteigers auf 100 Schläge pro Minute, die Herzschmerzen bilden sich zurück, und der Mann kann ohne fremde Hilfe ins Tal absteigen.

Diese Geschichte erzählte ich später einer Anästhesistin in Berlin. Sie antwortete, dass ihr diese Situation bekannt sei, denn wenn Augenärzte am Auge operierten und ständig mit den Händen auf die Augen drückten, müsse sie immer extrem aufpassen und bei der Operation eventuell den abgefallenen Blutdruck wieder durch eine stärkere Infusion in die Höhe treiben.

Und welche Folgerung haben Sie aus dieser Geschichte gezogen?

Ich habe mir gedacht, dass dieser Reflex, der bei einer Augenoperation eigentlich eine unerwünschte Komplikation darstellt, etwas ist, was wir im Stressalltag dringend benötigen, nämlich eine ganz einfache Möglichkeit, zur Ruhe zu kommen. Die Augenpressur sendet, vereinfacht gesagt, eine Botschaft an das vegetative Nervensystem, das daraufhin den Herzschlag verlangsamt und die Herzschmerzen abklingen lässt. Das vegetative Nervensystem steuert ganz viele lebenswichtige Körperfunktionen – die Herzfrequenz, den Blutdruck, die Verdauung, den Stoffwechsel, ja sogar das Immunsystem, außerdem checkt es, ob die Organe richtig funktionieren; Funktionen also, die man eigentlich mit dem Willen nicht beeinflussen kann. Deswegen heißt das Nervensystem »autonom«, was so viel bedeutet wie »nicht dem Willen unterliegend«, also »unwillkürlich«.

Wie muss man sich das denn konkret vorstellen?

Nehmen wir ein Beispiel: Sie wachen morgens auf und wollen aus dem Bett aufstehen. In dieser Mobilisierungsphase ist natürlich auch das Nervensystem gefordert, einmal das willkürliche durch die Einleitung des Handlungsimpulses aus dem Stirnhirn heraus, zum anderen aber auch unter Einbeziehung des vegetativen Nervensystems mit dem Sympathikus als Leistungsnerv, der die wichtigen Organfunktionen in Gang setzt, die Steigerung der notwendigen Herzfrequenz, den Blutdruckanstieg, die Intensivierung der Atmung, eine allgemeine Muskelanspannung eingeschlossen. Im gleichen Zug werden aber die Funktionen abgeschaltet, die für die anstehende Leistungssteigerung nicht benötigt werden, die gesamte Magen-Darm-Passage, die Arbeit der Leber, der Bauchspeicheldrüse, der Nieren und des gesamten Urogenitaltrakts.

Diese Impulse werden unter anderem über zwei Nervenstränge geleitet – der eine heißt Sympathikus und der andere Parasympathikus. So, und nun wäre es ja eine tolle Sache, wenn wir die Botschaften, die von diesen beiden Nervensträngen in unserem Körper hin und her »gemailt« werden, irgendwie beeinflussen könnten.

Deswegen nehmen wir einmal den Parasympathikus unter die Lupe. Der nämlich regelt eher die gemütlichen Körperfunktionen, während der Sympathikus gern etwas Panik verbreitet, das Herz rasen lässt, eher dafür zuständig ist, dass der Mensch vor etwas flieht und nicht so viel nachdenkt.

Der wichtigste Nerv im Parasympathikus heißt »Vagus«; er ist der 10. Hirnnerv und auch der größte. 75 Prozent des Parasympathikus werden von diesem Vagus kontrolliert und beeinflusst, der vom Hirnstamm zwischen Rückenmark und Gehirn entspringt und sich quasi im ganzen Körper »umhertreibt«, wovon er auch seinen Namen hat, denn lateinisch *vagus* bedeutet »umherschweifend«.

Wir wollen ja in diesem Buch dafür sorgen, dass unsere Leser ein paar gesunde »Bonusjahre« erleben. Inwieweit hilft dabei dieses Wissen vom Sympathikus und dem Parasympathikus?

Gut für unsere Bonusjahre ist es, wenn der Sympathikus und der Parasympathikus gleichermaßen beschäftigt sind – also eine Art Gleichberechtigung herrscht. Aber unsere Art zu leben, die Schnelligkeit, diese rasante Dominanz der Technik, die einseitigen Bewegungen – all diese Dinge betonen und fordern nur das sympathische Nervensystem, das uns antreibt und in Aufregung versetzt. Gleichzeitig ist der Parasympathikus stark unterbeschäftigt. Und wenn ich Ihnen jetzt sage, dass der Parasympathikus auch »Ruhenerv« genannt wird, dann werden Sie selbst die Frage beantworten können, ob ein extrem stiefmütterlich behandelter Erholungsnerv seinen Aufgaben gerecht wird…

… eher nicht?!

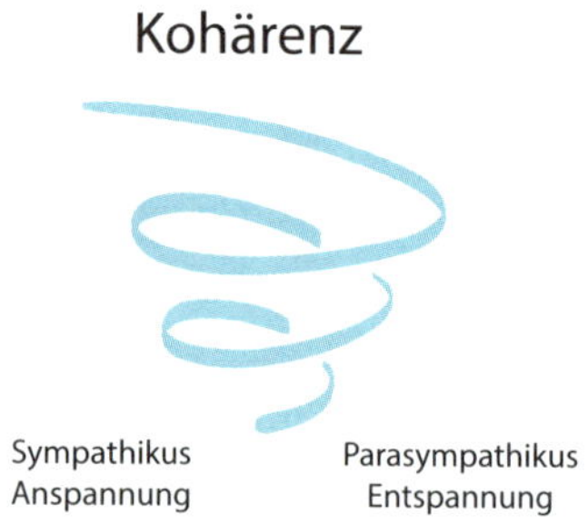


*Gesundheit kann es nur geben im Gleichgewicht zwischen Sympathikus und Parasympathikus.*

Richtig. Aus Sicht der Physiologie sind die stressbedingten Erkrankungen, an denen so viele leiden, eine Folge dieser vorherrschenden Dysbalance zwischen Sympathikus und Parasympathikus.

Welche Aufgaben übernehmen denn die beiden? Wer macht was?

Also:

- *Herz:* Der Sympathikus sorgt beim Herzen für erhöhtes Herzminutenvolumen, positive Schlagfolge, Kontraktionssteigerung, erhöhte Erregbarkeit. Der Parasympathikus vermindert das Herzminutenvolumen, sorgt für eine negative Schlagfolge, Kontraktionsminderung und vermindert die Erregbarkeit.
- *Atmung:* Der Sympathikus sorgt für erweiterte Bronchien, der Parasympathikus für verengte Bronchien.
- *Gesamtstoffwechsel:* Der Sympathikus ist für einen Anstieg des Gesamtstoffwechsels verantwortlich, der Parasympathikus für einen Abfall.
- *Magen-Darm-Passage:* Der Sympathikus sorgt für ihre Hemmung, der Parasympathikus für die Förderung.
- *Bauchspeicheldrüse:* Der Sympathikus hemmt die äußere Sekretion, also die Abgabe wichtiger Substanzen, der Parasympathikus fördert sie.
- *Schweißdrüsen:* Der Sympathikus sorgt für kalten, klebrigen Schweiß, der Parasympathikus für warmen, dünnflüssigen.
- *Auge:* Der Sympathikus verursacht Pupillenerweiterung, der Parasympathikus Pupillenverengung.
- *Harnblase:* Der Sympathikus sorgt für Urinverhaltung, Anspannung des Schließmuskels, der Parasympathikus für Urinentleerung, Entspannung des Schließmuskels.

Ich sehe schon, alles, was Stress macht, hat der Sympathikus unter seiner Fuchtel.

Genau. Die Arbeitsweise zwischen Sympathikus und Parasympathikus ist dabei völlig unterschiedlich. Die Aktivitäten des Sympathikus treffen uns in der Regel wie ein Blitz aus heiterem Himmel, der Parasympathikus arbeitet da eher unauffällig und ruhig im Hintergrund.

Nun wäre es ja ab und zu durchaus sinnvoll, wenn wir den Parasympathikus so stimulieren könnten, dass er dafür sorgt, dass wir zur Ruhe kommen und entspannter werden. Vor allem, wenn der Sympathikus quasi hyperaktiv ist und den ganzen Körper durch den Stress und die Hektik, die der Mensch hat, in Aufregung versetzt.

Und wie können wir das schaffen? Durch den »Herumtreiber«, diesen »Vagus«?

Genau – über den können wir quasi Botschaften verschicken. Die westliche Medizin geht oft davon aus, dass das vegetative Nervensystem autonom ist, das heißt, werkeln kann, wie es will, und nicht bewusst zu regulieren ist. Aber so total selbstständig ist diese Nervenzentrale gar nicht, denn es gibt mehrere Zugangskanäle, durch die sie beeinflusst werden kann. Das Kerngebiet des Vagus, der 10. Hirnnerv, liegt im Hirnstamm, der Verlängerung zwischen Rückenmark und Gehirn, genauer gesagt im verlängerten Mark, der Medulla oblongata. Diese Hirnnerven besitzen einen Sonderstatus, denn sie sind praktisch nach außen verlagertes Hirngewebe und steuern wichtige Sinnesleistungen. Es gibt zwölf Hirnnervenpaare, wobei für uns aber nur der 3. – das ist der motorische Augennerv –, der 7. – der obere mimische Gesichtsnerv – und der 9. – der Zungen-Kehlkopf-Nerv – von Bedeutung sind. Diese drei Nerven stehen in enger Verbindung zum 10. Hirnnerv …

… unserem Vagus!

Ganz genau. Einfach gesagt: Die drei Hirnnerven, also der 3., 7. und 9., kommunizieren im Hirnstamm eng mit dem Vagus, sie tauschen ihre Botschaften miteinander aus, und der Vagus ist es dann, der diese Signale an Herz, Lunge und an den Magen-Darm-Trakt weiterleitet.

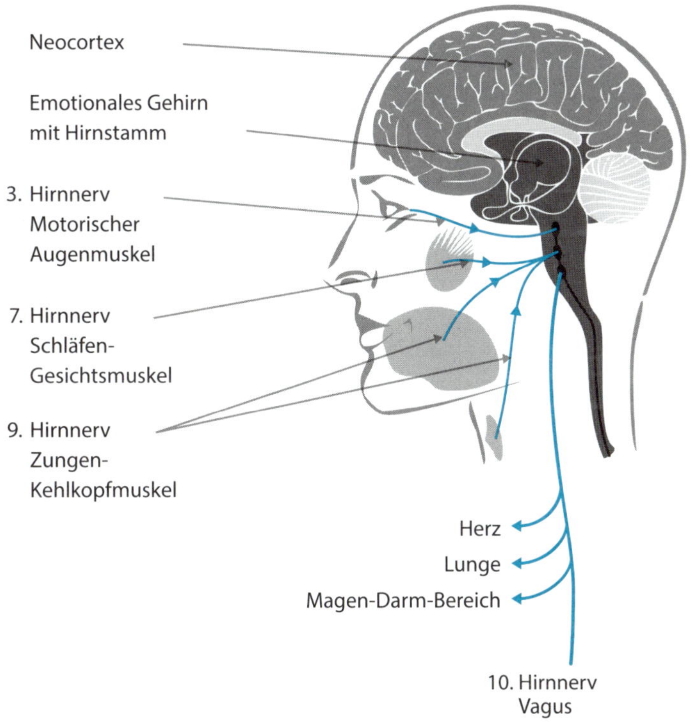


*Stimulation des Vagus in Sekunden über die Hirnnerven 3, 7 und 9.*

Diese Signale laufen aber nicht nur einseitig von der Zentrale in Richtung Peripherie, also körperwärts, sondern von dort auch gleichzeitig wieder zurück zur Zentrale – sie entsprechen daher eher einem Dialog als einer einseitigen Ansprache. Auf diesem Weg kommen also auch Botschaften zum Beispiel aus dem Herzen oder aus dem Bauchraum über den Vagus wieder zurück an das Gehirn. Dabei transportiert er auch die Gefühle und Empfindungen, die bei uns zu den viel zitierten Bauchentscheidungen führen, und bestimmt so unsere Gefühlsentscheidungen ausschlaggebend mit. Dieses »Bauchgehirn« kann durchaus mit unserer kognitiven Zentrale, also dem Gehirn und Verstand, mithalten. Berechtigterweise bewertet mittlerweile die Psychologie die »emotionale Intelligenz« wesentlich höher als die »kognitive«, die »erlernte«. Das Verhältnis liegt bei 70 zu 30 Prozent!

Also ist dieser Vagus für mein mulmiges Gefühl im Magen zuständig, ist schuld, wenn ich Lampenfieber habe oder aufgeregt bin?

Ja, und er bestimmt noch viel mehr – sogar die Faltenbildung in unserem Gesicht wird vom Vagus gesteuert, nämlich die Lachfalten am Außenrand der Augen, die sogenannten Krähenfüße, die aber unser Gesicht aufhellen und in fröhliche Stimmung versetzen. Also, meine Damen, pflegen Sie Ihre Lachfalten und halten Sie sich vom plastischen Chirurgen fern, der mit seinem Facelifting aus Ihrem Gesicht nur eine Maske macht, die kaum noch lachen kann. Stress dagegen führt zu einer Sorgenfalte, die über der Nasenwurzel liegt und sogar Spannungskopfschmerzen verursachen kann. Allgemein bekannt ist die »Fazialisparese«, wenn die entsprechende Gesichtshälfte abfällt und in tiefe Traurigkeit gerät oder gelähmt wird, ein schweres Los für die Betroffenen.

Aber der Mensch hat nicht nur ein »Bauchgehirn«, er hat auch eine Art »Herzgehirn«, das ebenfalls eng über den 7. Hirnnerv mit dem Vagus kommuniziert.

Im Abendland ist die Persönlichkeit des Menschen im Herzen angesiedelt, sodass ein junger Mann begeistert ausruft: »Ich liebe dich mit ganzem Herzen!« Das sieht ein Asiate im fernen Osten ganz anders, denn hier lebt man bauchbetont, und seine Liebeserklärung lautet: »Ich liebe dich mit meiner ganzen Leber.« Selten, dass die Leber so geehrt wird …

Bei uns heißt es ganz profan: »Zwischen Leber und Milz passt immer noch ein Pils«… Aber ich weiß, dass es für eine iranische Frau die schönste Liebesbezeugung ist, wenn er sagt: »Ich will deine Leber essen.« Also – im Sinne unserer Bonusjahre –, was bringt uns der Vagus, welches Problem löst er?

Wir müssen in das innere Gleichgewicht zurückfinden, das lateinisch »Homöostase« heißt. Je mehr wir aber im Ungleichgewicht sind – weil wir zu oft angespannt sind und zu selten entspannt –, umso schwieriger wird das. Die Anstrengungen, die der Körper zunehmend unternehmen muss, um in dieses Gleichgewicht zu kommen, nennt Bruce McEwen, der bekannte Stressforscher aus den USA, »Allostase«. Je mehr im Ungleichgewicht ist, je älter wir werden, je mehr wir durchgemacht haben, umso mehr Anstrengungen muss unser Körper unternehmen, um uns noch einigermaßen in Schuss zu halten. McEwen spricht in diesem Zusammenhang bei Dauerstress von »allostatic load«. Das ist ein Zustand, der ohne präventive Maßnahmen in schwerwiegenden Erkrankungen enden wird.

Und diesem Dauerstress sagen wir jetzt den Kampf an. Wir wollen entspannt sein, wir wollen ruhig und gelassen unsere Bonusjahre genießen. Und dazu nutzen wir also diese Erkenntnisse, nämlich dass das vegetative

Nervensystem wichtig für unseren allgemeinen Zustand ist und wir dieses Nervensystem beeinflussen können, was man früher nicht für möglich gehalten hat. Fragt sich nur – wie?

Über die Meditation. Und da die sich speziell an den Vagus richtet, nennen wir sie auch Vagus-Meditation.

Nun gibt es ja viele Meditationstechniken, die kommen meist aus dem asiatischen Raum, ursprünglich wohl vom Hinduismus. Müssen wir jetzt auch an die Reinkarnation glauben und an heilige Kühe?

Ganz bestimmt nicht. Wir Europäer haben einen ganz anderen geschichtlichen Hintergrund, ganz andere religiöse Wurzeln, wir müssen unsere Techniken unserer Kultur anpassen und nicht der asiatischen. Es macht wenig Sinn, aus fernöstlichen Weltanschauungen irgendwelche Versatzstücke herauszunehmen. Wir sind keine Asiaten. Wissen Sie, wo Sie das erste Mal Bekanntschaft mit der Meditation gemacht haben?

Das ist wahrscheinlich schon lange her!

Stimmt. Die Vagus-Meditation, über die wir reden, wurde uns bereits vor der Geburt von der eigenen Mutter vermittelt, denn schon im Mutterleib haben uns rhythmische Impulse beeinflusst, die – ganz wichtig – ständig wiederholt wurden. Ein wichtiges Prinzip jeder Meditationstechnik ist die Kraft, die aus der Wiederholung kommt, denn eine Botschaft wird durch die Wiederholung erst wahr, und Lernprogramme gelangen erst durch ständige Wiederholung an den Gedächtnisspeicher. Dabei haben wir auch schon früh Klänge wahrgenommen, Schwingungen und Vibrationen in permanenter Wiederholung.

Das Kind hört einmal die Atmung der Mutter, in ihrem Wechsel zwischen dem Ein- und Ausströmen der Luft, was die Lungenbläschen zum Schwingen bringt (dabei sind es tiefe Frequenzen, die dem Schnurren einer Katze entsprechen, circa 30 Hertz). Das hört sich an wie das Rauschen der Blätter im Wind: Ch-Ch-Ch etc.

Und zu diesem Geräusch gesellt sich der Herzschlag, der ganz anders klingt als die Atmung. Da ist am Anfang der dunkle Muskelton des sich kontrahierenden Herzmuskels, »Dumm«, gefolgt von dem helleren Klappenton am Beginn der Diastole, also der Entspannung des Herzens, »Tack«, wobei dieses »Tack« des Herzens vielleicht am ehesten dem harten Umschlagen der Segel im Wind entspricht. Dieses »Dumm / Tack«, »Dumm / Tack« etc. des schlagenden Herzens ist der Rhythmus zu einer Melodie, die von der Lunge vorgegeben wird, und das ist, pathetisch gesagt: unser ewig tönendes inneres Orchester. Der französische Arzt Alfred A. Tomatis, der erforscht hat, wie wichtig die akustische Information für unsere Persönlichkeitsentwicklung ist, nennt diese Geräusche poetisch »Klang des Lebens«.

Das Kind im Mutterleib registriert neben diesen Tönen auch die innere Atmosphäre und die aktuelle Stimmung, die – hoffentlich – bestimmt wird durch Ruhe, Stille, Wärme und Geborgenheit. Also, kurz gesagt, diese frühkindlichen Erfahrungen der beruhigenden Töne in andauernder Wiederholung wollen wir in der Vagus-Meditation wieder erzeugen und versuchen, das Gehirn dabei außen vor zu lassen, die permanent fließenden Gedanken auszublenden und uns nur auf den Moment zu konzentrieren. Je häufiger wir das tun, je öfter wir diese Übungen wiederholen, umso weniger sind wir von äußeren Einflüssen abhängig und beeinflussbar und können so sogar Schmerzen ausblenden. Das habe ich eben in Vietnam bei Jugendlichen erlebt, bei der schwer verletzten Frau und auch hautnah bei einer Prüfung junger buddhistischer Mönche, denen in der Meditation brennende Räucherstäbchen auf den Kopf gelegt wurden, die tiefste Verbrennungen bis auf die Schädeldecke zur Folge hatten. Noch jetzt habe ich ihren »Singsang« in den Ohren, zwei Töne, dabei der zweite einen Ton tiefer, sechsmal der erste und zweimal der zweite Ton: »Da-Da-Da-Da-Da-Da-da-da!« Und das über eine Stunde lang, das ist Trance-Induktion pur, wie sie auch einige Indianerstämme Nordamerikas in ihrem Sonnentanz über Tage und Nächte praktizieren.

In der katholischen Kirche gibt es das Rosenkranzgebet, das ja auch eine solche Wirkung hat.

Und diese Kraft der Wiederholung in Verbindung mit dem »erinnerten Wohlbefinden« im Mutterleib nutzt auch das Baby schon früh. Wenn es satt ist und zur Ruhe kommen will, fängt es an zu summen und zu schnurren, dabei hilft der Schnuller, der im Mund auf und ab wippt.

Aber auch die Mutter weiß sehr genau, worauf ihr Baby beruhigend anspricht, und alle Wiegen dieser Welt funktionieren nach dem gleichen Konzept eines ewigen Hin und Her, ebenso die Wiegenlieder, denken wir nur an Johannes Brahms mit seinem »Guten Abend, gut Nacht« …

Johannes Brahms hat ja auch hier in Baden-Baden einiges komponiert, es gibt sogar noch das Haus, in dem er häufig den Sommer verbracht hat – es lohnt sich, das zu besuchen. Er brauchte ja totale Ruhe und Abgeschiedenheit, um arbeiten zu können. Das Wiegenlied hat er allerdings in Bonn geschrieben – da war er anscheinend noch entspannter als in Baden-Baden.

Der Vagus ist, wie gesagt, der wichtigste Nerv des parasympathischen Systems, denn immerhin 75 Prozent des entspannenden Nervenstrangs Parasympathikus werden von ihm beeinflusst. Wenn wir ihn zum Freund haben, geht's uns gut, weil der das entspannende Gefühl, das wir in der Meditation anstreben, sofort weiterträgt – und da der Vagus aus großen Nervengeflechten

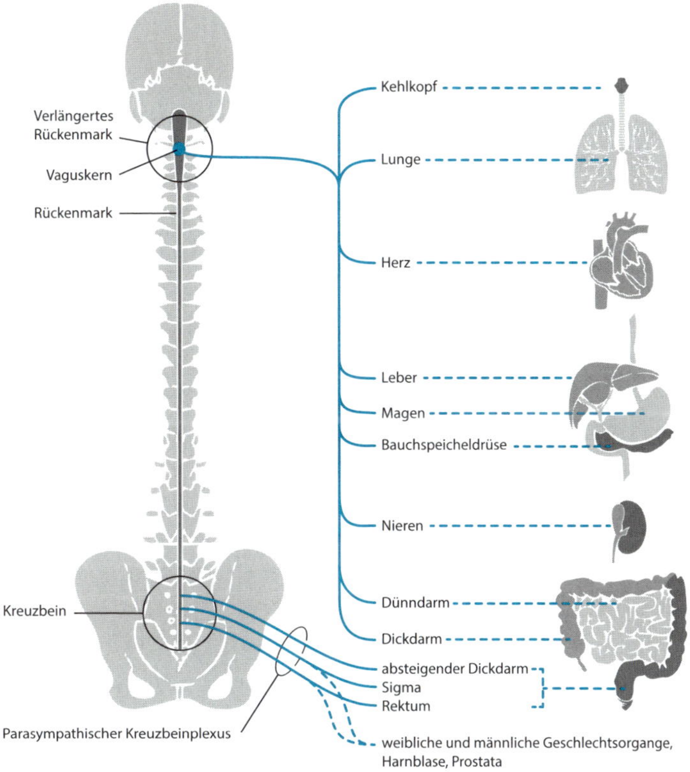


*Kontrolle der wichtigen Organfunktionen des Körpers über den Vagus, der das parasympathische System beherrscht.*

besteht, die sich fächerartig ausbreiten, hat er natürlich einen enorm großen Einfluss in unserem Körper. Über ihn erreichen wir die Atmung, gleichzeitig den Kehlkopf mit seinen Stimmbändern, das Herz, den Rachen mit der Zunge, die Geschmacksempfindungen, den Pupillenschließmuskel (Musculus ciliaris), den medialen äußeren Innendrehmuskel der Augäpfel – der zum Beispiel das Schielen verursachen kann –, den Schläfenmuskel für die obere mimische Muskulatur und den äußeren Teil des Gehörgangs. Im Magen-Darm-Trakt reicht sein Einfluss bis zur linken Dickdarmschlinge im linken Oberbauch, der körperferne Abschnitt, die Harnblase, die Prostata und die Genitalorgane werden vom unteren, parasympathischen Dickdarmgeflecht, das aus dem Kreuzbein kommt, beeinflusst, dabei übernimmt in diesem Bereich der Schamnerv (N. pudendus) die Funktion des Vagus, die dieser im oberen Plexusbereich erfüllt.

Wie schaffe ich es nun, diese ganzen Bereiche zu stimulieren? Was muss ich tun?

Vagus-Meditation bedeutet zunächst die volle Konzentration auf die Atmung. Dabei hat die Ausatmung absolute Priorität, die man so lang wie möglich aushalten sollte: »Geh in die Stille, schließe die Augen und konzentriere dich auf die betonte Ausatmung!« So beginnen Sie jede Sitzung mit der Vagus-Meditation!

Was ist denn eine »betonte Ausatmung«?

Das ist die Ausatmung gegen einen Widerstand. Dadurch wird die Ausatmung automatisch länger und betonter, was sehr wichtig ist, denn nur bei der Ausatmung überwiegt der Parasympathikus, die Einatmung wird vom Sympathikus beherrscht. Das erreichen wir durch Schnurren, Summen, Singen oder gern auch durch Brummen wie ein Bär. Die Folge dieser Geräusche sind Kehlkopfvibrationen, die sich ausbreiten und uns direkt in den Vagus-Modus führen!

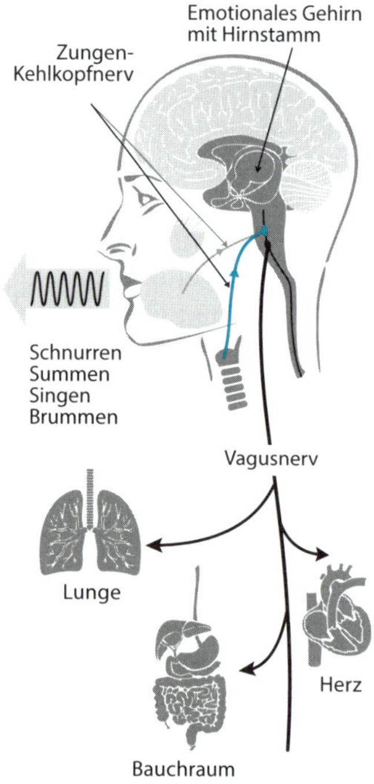


*Stimulation des Zungen-Kehlkopf-Nervs (9. Hirnnerv) durch Schnurren, Summen, Singen, Brummen.*

Mit diesen Kehlkopfvibrationen leiten wir die Vagus-Meditation ein, laut oder ganz leise, wann und wo Sie wollen, auch bei kurzen Pausen, wie sie sich im Alltag immer mal wieder auftun. Sie sitzen entspannt auf dem Stuhl, nehmen – über Schnurren, Brummen, Summen oder Singen – Kontakt zu Ihrem Vagus auf, fokussieren sich auf Ihren Atem und auf Ihre persönlichen Affirmationen – so nennt man belebende Informationen, die sofort vom »emotionalen Gehirn« positiv verarbeitet werden, man spricht bei diesen Bildern von der Kraft der Affirmationen. Zum Beispiel: Wenn Sie ein visueller Typ sind, dann beruhigt Sie vielleicht die Vorstellung eines Abendspaziergangs am Meeresstrand bei Sonnenuntergang oder die eines einmaligen Gipfelerlebnisses auf einer Bergspitze. Wenn Sie ein akustischer Typ sind, sprechen Sie vielleicht auf besondere Musikstücke an, dabei gehen von der Klassik besondere Reize aus. Solche Affirmationen können aber auch kurze Motivationssätze sein, die Sie während der Meditation ständig wiederholen. Diese Wiederholungen gelangen ins Unterbewusstsein, wo sie dann allmählich zu festen Überzeugungen heranreifen können. Verwenden Sie aber bei Ihren aufmunternden Sätzen keine Negierungen und keinen Konjunktiv! Also statt »Ich könnte jetzt entspannt sein« ist es besser zu sagen: »Ich bin total entspannt.« Statt »Ich habe keine Kraft mehr« formulieren Sie positiv »Ich bin jetzt stark«. Über die Wiederholung verankern Sie diese Aufmunterung mit der inneren Überzeugung im »emotionalen Gehirn«, aber auch in Ihrem »Herzgehirn«. Merken Sie sich aber bitte, das Gehirn versteht Bildbotschaften 1000-mal stärker und schneller als ein Wort. Die Schnelligkeit der Verarbeitung richtet sich dabei nach dem Bekanntheitsgrad des Bilds und nach seiner Vertrautheit, die es ausdrückt. Im China gilt daher die Weisheit: »Ein Bild sagt mehr als 1000 Worte.« Überaus wirksam ist auch die Augenpressur mit leichtem

Druck der Handflächen auf die geschlossenen Augen, so reizen Sie das Ganglion ciliare hinter dem Auge, das ebenfalls parasympathische Fasern führt, ein überaus wirksames Mittel gegen Ängste aller Art und zur Beruhigung des Herzens durch die schnelle Absenkung der Herzfrequenz und des Blutdrucks.

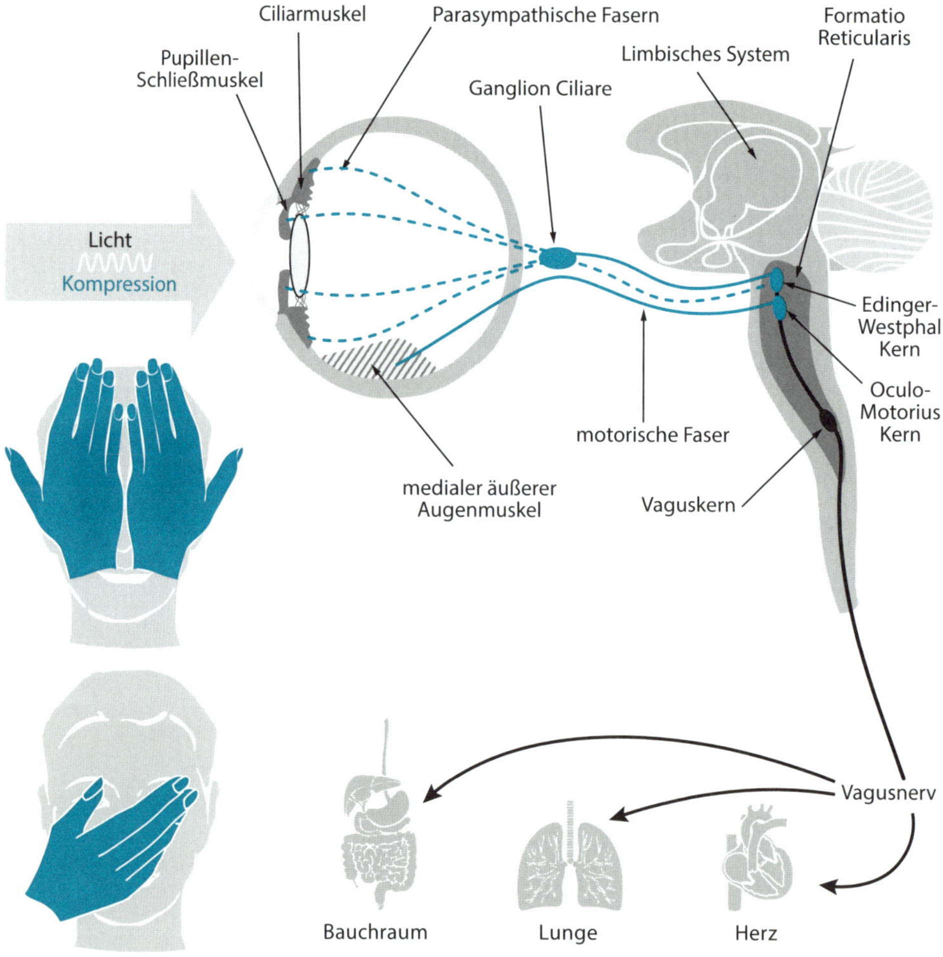


*Stimulation des motorischen Augennervs (3. Hirnnerv) durch Kompression, Licht und Naheinstellung des Auges.*

Also ich setze mich hin, schließe die Augen, atme langsam, lange und betont aus, indem ich brumme, summe, die auftauchenden Farben betrachte oder schöne Bilder in Erinnerung rufe, die für mich von Bedeutung sind, wie »Ich bin ganz ruhig« oder »Ich bin ein netter Kerl«, und erreiche so über den Vagus, dass die Regionen meines Körpers, die angespannt und gestresst sind, nun ganz ruhig und gelassen werden?

Ja. Und alles, was Ihnen so in den Sinn kommt, lassen Sie auch wieder gehen, alle negativen Gedanken – ebenso wie Sorgen und Ängste – werden auf diese Weise ausgeblendet, sodass diese persönlichen Störfelder wie Wolken am Himmel an Ihnen vorbeiziehen. Sie konzentrieren sich ganz auf die Ausatmung mit den Kehlkopfvibrationen, dabei schnurren, singen oder summen Sie.

Na ja, das will ich niemandem antun …

Probieren Sie's. Schon die betonte Ausatmung zeigt, warum Singen für Menschen so gut ist, warum es so gesund ist, denn jeder gesungene Ton ist verlängerte Ausatmung. Auch die Zunge kann in diesen Vorgang eingeschaltet werden, wenn man die Zunge bewusst nach vorn verlagert und eingerollt gegen den oberen Gaumen drückt, wie das Radiosprecher gern zu tun pflegen, bevor sie sich ans Mikrofon begeben.

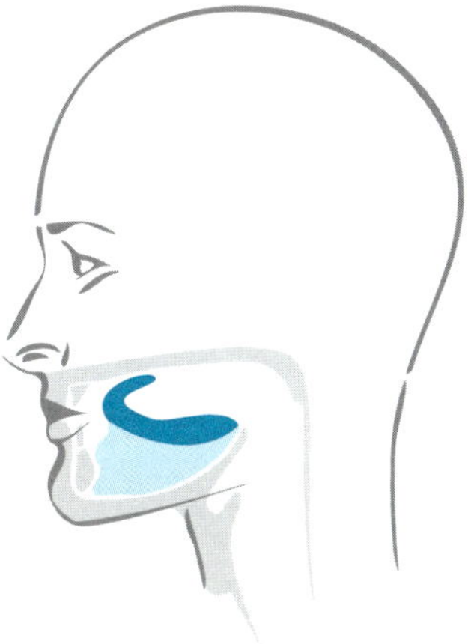

*Vorverlagerung der Zunge in der Mundhöhle, dabei wird die Zungenspitze eingerollt und nach oben an den Gaumen gedrückt.*

Singen ist also eine Sonderform der Vagus-Meditation, weil bei der Tonbildung die gleichen Mechanismen auftreten, die auch für die Vagus-Meditation gelten. Singen kann man nur mit betonter Ausatmung, und die wiederum unterliegt der Steuerung des Vagus.

Die dabei entstehenden Kehlkopfvibrationen erregen den 3. Hirnnerv, den motorischen Zungen-Kehlkopf-Nerv mit seinen parasympathischen Fasern, gelangen im Hirnstamm an den Vagus, der dann unmittelbar

Herz, Lunge und Bauchraum nicht nur in fröhliche Stimmung versetzt, sondern auch für die notwendige Entspannung sorgt.

Na ja, Sie haben mich noch nicht singen gehört. Für fröhliche Entspannung würde das nicht sorgen… Aber bei denen, die das können, ist das sicher richtig. Also müssten Sänger ja eigentlich recht glückliche Menschen sein.

Das sind sie auch oft. Selbst der Volksmund hat schon lange erkannt: »Wo man singt, da lass dich ruhig nieder, böse Menschen kennen keine Lieder.« Neben der parasympathischen Entspannung durch die Stimulation des Zungen-Kehlkopf-Nervs entsteht auf einer zweiten Standspur eine mitschwingende Resonanz zwischen den Stimmbändern und dem Brustkorb mit den Organen Herz und Lunge, einer Geige vergleichbar, die als Ganzes zwischen Geigensaiten und Geigenkörper zum Schwingen gebracht wird.

Beim Singen wird auf die »Knochenleitung« geschaltet, denn der Ton erreicht das Herz nicht über den Luft-, sondern über den Knochenkanal der Halswirbelsäule, der Brustwirbelsäule und der Brustwand mit den umwandeten Rippen. Das wusste schon der berühmte italienische Tenor Caruso, der feststellte: »Ich singe aus der Halswirbelsäule heraus.« Wie recht er doch hatte, obwohl bei ihm die Entspannung durch den Vagus nicht recht zünden wollte, denn er litt sein Leben lang unter starkem Lampenfieber.

Weltmeister der Kehlkopfvibrationen sind im Übrigen unsere Hauskatzen, sie schnurren bereits, wenn sie auf die Welt gekommen sind, sie schnurren bei körperlichem Wohlbefinden, setzen aber die Vibrationen ebenfalls gegen Schmerzen ein und schnurren auch noch kurz vor ihrem Tod – und das mit tiefen Frequenzen zwischen 27 bis 44 Hertz. Amerikanische Studien haben ergeben, dass Knochenbrüche, aber auch Muskel-Sehnen-Verletzungen besonders gut bei Tönen zwischen 20 bis 50 Hertz ausheilen. Bei Tierärzten pflegt man den Spruch: »Sperr einen Patienten mit einem Knochenbruch und eine schnurrende Katze in einen Raum, und der Knochen wird schneller heilen.«

Das Schnurren wird bei der Katze vom Kehlkopf über die Bronchien bis in den Körper durch Resonanz übertragen, sodass man das Schnurren nicht nur hören, sondern auch fühlen kann. Aber nicht nur die Katzen beherrschen diese Form der Vibration, sondern ebenso die Geparden, Pumas, Ozelots und die Wüstenfüchse.

Also empfiehlt sich bei einem Knochenbruch ein Besuch im Tiergarten! Das wird meinen Freund Matthias Reinschmidt vom Karlsruher Zoo sicher freuen. Vielleicht kann er ja einen speziellen »Schnurrraum« einrichten – und die Krankenkassen bezahlen den Zoobesuch.

Jedenfalls ist es klar – Schnurren und Brummen übertragen sich auf einer Doppelspur über den Vagus in den Körper, zum einen über den parasympathischen Kanal übertragen vom Zungen-Kehlkopf-Nerv, zum anderen akustisch durch Resonanz über die Knochenleitung zwischen Kehlkopf, Wirbelsäule und Brustkorb, das ist der Anfang der komplexen Tiefenentspannung.

Ja, wenn wir richtig schnurren oder brummen, sind wir schon auf einem sehr guten Weg – unser Körper hilft ja dabei, er ist unser eigener »Klangkörper«:

Die erste Schwingungseinheit ist der Kehlkopf. Die zweite Stufe wird von der Wirbelsäule gebildet, angefangen in der Halswirbelsäule und darauf fortgeleitet über die Brustwirbelsäule und Lendenwirbelsäule bis ins Becken. Einbezogen wird gleichzeitig die knöcherne Brustwand mit den eingeschlossenen Organen der Lunge und des Herzens, wie bereits berichtet.

Eine Sonderstellung kommt dem Zwerchfell zu, das seine Bewegungsamplitude von circa drei Zentimetern bis auf neun Zentimeter steigern kann, und das mit enormer Gesundheitswirkung, denn allein diese Blasebalgfunktion wirkt sich günstig auf Herz und Lunge aus. Nach unten auf den Bauchraum zeigt sich eine Förderung der Dickdarmpassage sowie eine positive Beeinflussung der Leber- und Bauchspeicheldrüsenfunktion.

Der menschliche Resonanzboden bei der Vagus-Meditation wird also betont vom Kehlkopf, der möglichst herabgezogen einzustellen ist, und von der Wirbelsäule mit dem knöchernen Brustkorb gebildet. Somit wirken unsere Stimmbänder mit dem Brustkorb wie das Klangwunder der berühmten Stradivari aus dem 17. Jahrhundert, wobei Geigensaiten und Geigenkörper eine schwingende Einheit bilden, und das ganz im Sinne der Isomorphie (griech.), dem gleichen Schwingen unterschiedlicher Körper. Wir werden wohl nie ganz herausfinden, was das Geheimnis des Antonio Stradivari war – ist es das besondere Holz, sind es die verschiedenen Lacksorten, die aufeinander abgestimmt sein müssen? Von Geigenbauern weiß ich, dass das Holz nur im kalten Winter geschlagen werden darf und man die Stämme im Bergwald auf dem harten Boden zu Tal rollen lässt. Dabei hört man genau hin, welche Geräusche die Bäume machen, um durch die unterschiedlichen Schleifgeräusche die »Klinger« von den »Nichtklingern« zu unterscheiden.

Nun ja, die Stradivari ist wirklich ein Ausnahmeinstrument ohnegleichen. Das wussten auch schon die

Zeitgenossen des Geigenbauers, denn die Instrumente genossen schon zu Lebzeiten Stradivaris einen ausgezeichneten Ruf. Glücklicherweise ist Herr Stradivari recht alt geworden, nämlich 94 Jahre, so konnte er rund 1200 Geigen bauen – und fast die Hälfte ist uns bis heute erhalten geblieben. Einige werden noch gespielt, andere liegen in Banktresoren – aber allen ist eines gemeinsam: Sie sind Millionen Euro wert... Also wir lernen: Musik spielt bei der Vagus-Meditation eine große Rolle.

Ja, man denke nur an die gregorianischen Gesänge, die in der katholischen Kirche eine lange Tradition haben. Sie sind die älteste musikalische Kunstform des Abendlandes, ein Wiederholungsgesang in lateinischer Sprache, in alter Kirchentonart gesetzt, dem Psalmodieren, dem »Kauen von Psalmen« vergleichbar. Dieser besondere Gesang hat auch ein überraschendes Echo bei der jüngeren Generation gefunden, denn die Schallplattenfirma Universal hatte vor wenigen Jahren einen Wettbewerb ausgeschrieben, den die Mönche vom Kloster Heiligenkreuz in Österreich gewonnen haben.

Der Chef dieser Truppe, Abt Gregor Henckel-Donnersmarck, war damals bei mir in *Menschen der Woche*. Der ist übrigens ein Onkel des Regisseurs Florian Henckel von Donnersmarck, der 2007 für seinen Film *Das Leben der Anderen* einen Oscar bekommen hat. Der hatte einen großen Teil des Drehbuchs im Kloster seines Onkels geschrieben. Und immer wieder erzählt, wie wichtig diese Abgeschiedenheit des Klosters für den Film war. Und deswegen ist er auch mit dem Oscar ins Kloster gefahren und hat mit den Mönchen gefeiert. Und wissen Sie, wovon er die Mönche überzeugt hat – dass sie einen Sportraum brauchen. Seither wird da nicht nur meditiert, sondern auch sportlich trainiert.

Natürlich haben wir auch über die Musik gesprochen und wie es kam, dass die singenden Mönche so einen großen Erfolg hatten. Die kamen zum Beispiel sofort unter die Top Ten in England, das hatten bis dahin nur Falco und DJ Ötzi geschafft, sonst noch keine Künstler aus Österreich. Mehr als eine Million CDs wurden verkauft. Begonnen hat der Hype, weil ein Mitbruder bei YouTube einen kleinen Beitrag über das Kloster eingestellt hat. Und zufälligerweise hat ein guter Freund, der in England lebt, in der Zeitung gelesen, dass das Musiklabel Universal Gruppen sucht, die geistliche Musik singen, und das nach Heiligkreuz gemeldet. Die Mönche haben sich beworben und gewonnen.

Ich wollte damals von dem Abt wissen, was den gregorianischen Choral ausmacht, und er sagte, es ist eine Musik, um ruhig zu werden und Frieden zu finden. Interessant war auch, dass er erzählte, er habe den Choral erst wirklich verstanden, nachdem er jahrelang im Kloster gelebt hatte. Dann erst hätte er gespürt, dass es Meditation ist, dass die Heilige Schrift nicht nur im Gehirn, sondern auch im Herzen angekommen ist. Und als ich ihn gefragt habe, ob die klösterliche Boygroup auf Tournee geht, sagte er, man könne die Künstler fünfmal am Tag live hören. Im Kloster, ab 5 Uhr 15 morgens …

Geben wir doch einfach einige Musiktipps. Melodien zu Meditationen … Wie wäre es mit dem »Bolero«, der wiederholt sich ja auch permanent?

Diesen »Bolero« hatte Ravel der befreundeten Tänzerin und Choreografin Ida Rubinstein in New York versprochen. Einer der Höhepunkte bei der Erstaufführung war dann auch eine Tänzerin, die plötzlich auf der Bühne auf einen Tisch sprang und den monotonen Rhythmus durch entsprechende Schrittkombinationen ergänzte. Das Publikum raste, und einige verloren restlos die Kontrolle und schrien: »Er ist verrückt, er ist verrückt.« Auch das kann mit meditativer Musik passieren, wenn die Ansprache an das »emotionale Gehirn« zu weit getrieben wird ...

Musik in der Meditation wirkt dann besonders tiefenentspannend, wenn die Melodie atemsynchron in einer 16er-Modulation vorgetragen wird, das ist die entsprechende Ruheatmung der Lunge, und wenn dazu ein Takt mit 65 Schlägen pro Minute gespielt wird – dieser Rhythmus schlägt synchron zum gesunden, entspannten Herzschlag –, dann ist das übertragende Schwingungskonzept perfekt.

In der klassischen Musik passen vor allem die Adagios, die Largos des Barock, die Nocturnes oder die Präludien eines Händel, Bach, Corelli oder Vivaldi. Bach ist dabei übrigens der einzige Komponist, der meditative Elemente sogar bewusst eingesetzt hat. Der wiederholte am Anfang seiner Konzerte Melodien bis zu 35-mal, um dadurch bei seinen Zuhörern Entspannung, Vertrautheit und die notwendige Aufmerksamkeit zu bewirken, wie zum Beispiel im »Wohltemperierten Klavier«. Sogar Chopin in seiner Dramatik nutzte das Prinzip der Wiederholung auf seine Art. Nehmen wir allein sein »Regentropfen-Präludium«, das der Monotonie des tropfenden Regens an einer Fensterscheibe nachempfunden wurde, die Entspannung, die auch wir erleben, wenn nach einem Gewitter die Regentropfen als wiederholte Rinnsale unsere Aufmerksamkeit auf sich ziehen. Chopin schrieb diese wunderschöne Musik todkrank in Valldemossa auf Mallorca, in einem Winter voller Wind, Nässe und Regen.

Die Filmindustrie hat natürlich die hohe »emotionale Präsenz« meditativer Musik längst erkannt, denn sie weiß ja nur zu gut, dass Musik entspannt und man mit Klängen am besten bis in das Innerste der Persönlichkeit vordringen kann, denn Musik ist leicht in der Lage, uns zu Tränen zu rühren, das schafft eine Bildbotschaft nicht so schnell. Was wäre *Casablanca* ohne seine Musik oder *Spiel mir das Lied vom Tod*, *Vom Winde verweht* oder *Der blaue Engel* mit Marlene Dietrich – alle diese Filme wären ohne ihre unverwechselbaren Klänge niemals zu Welterfolgen geworden.

Die Filmindustrie nutzt dabei einen Trick, der auf unser »episodisches Gedächtnis« zielt, das nämlich verbindet Musik oft mit einer besonderen Situation, in der man diese Melodie einmal gehört hat. Auf doppeltem Wege wird so das »emotionale Gehirn« programmiert: Auf der ersten Bahn über den Hörnerv wird der Klang dem Hirnstamm zugeführt, um Tonhöhe, Lautstärke und Standort der Schallquelle zu ermitteln. Von hier geht es dann weiter zur zentralen Schaltstelle der Hörbahn des auditorischen Cortex im rechten und linken Schläfenlappen. Hier in der primären Hörrinde werden die Töne einzeln untersucht. Die sekundäre und die tertiäre Hörrinde analysieren dann die Töne in ihrem Zusammenhang und in ihrem komplexen Aufbau. Die Erkenntnisse der Hörrinde werden an das »emotionale Gehirn« zur Bewertung der Töne und des gesamten Klangbilds übermittelt. Damit hat sich der Kreis der akustischen Wahrnehmung des Gehirns durch Musik geschlossen, und über allem thront als Koordinator, als zentrale Schaltstation, das »emotionale Gehirn« zusammen mit dem »Herzgehirn«. So wirken all die Klänge, die uns zu Herzen gehen.

Wirkt sich denn der Einfluss der Musik auch irgendwie messbar aus? Oder bleibt es bei einem rein subjektiven Gefühl, das bei jedem anders ist?

Zur Wirkung von Musik gibt es folgende Erkenntnisse:

- Verlängerte Ausatmung mit einer verstärkten Vagus-Wirkung und dadurch Zunahme der Entspannung.
- Weitere Vagus-Verstärkung durch eine Reizung des 9. Hirnnervs über die Erregung der Stimmbänder.
- Die Vagus-Wirkung unterstützt das Singen mit herabgesetztem Kehlkopf, damit ergibt sich eine verbesserte Resonanz im gesamten Knochenkanal.
- In diesem Resonanzboden wird mit dem Zwerchfell auch der Bauchraum miteinbezogen und die Bewegungsamplitude des Zwerchfells von zwei bis drei Zentimetern auf neun bis zehn gesteigert, ein optimaler Stoffwechselreiz für Herz und Bauchorgane.
- Stärkung des Abwehrsystems, und damit eröffnen sich ganz neue Bereiche für die Vagus-Meditation!

Am Medizinischen Zentrum der Universität Amsterdam, Niederlande, werden unter Leitung von Prof. Paul-Peter Tak Autoimmunerkrankungen wie die rheumatische Arthritis, Morbus Crohn, Diabetes, Asthma und Bluthochdruck mit Stromimpulsen behandelt, die direkt am Vagus-Verlauf im Halsbereich zur Anwendung kommen. Durch die Vagus-Stimulation wird erreicht, dass die entzündlichen Zytokine gesenkt werden, welche die Autoimmunerkrankungen unterhalten. Bei 12 von 17 Patienten zeigten sich hervorragende Erfolge, wo Medikamente wirkungslos gewesen waren. Das Resümee dieser neuen Forschungen:

> ***»Wir müssen uns bewusst werden, dass es eine Verbindung zwischen dem Immunsystem und dem vegetativen Nervensystem gibt. Bisher war das ein ›Schwarzes Loch‹. Es ist eine Nische, die leer geblieben ist, und wir denken, dass dort ein riesiges Potenzial ist. Es ist eine Goldmine«, so Patricio Huerta vom Feinstein Institute for Medical Research, Manhasset, USA.***

Viele Entspannungsmechanismen passieren übrigens unbewusst, ich denke da an die befreiende Ausatmung nach dem Stress einer besonderen Prüfung, sei es im Sport oder auch bei Ihnen in einer Talkshow im Fernsehen, wenn der Kandidat eine heikle Frage gerade noch richtig beantworten konnte: Achten Sie einmal auf die Atmung, wenn die vorher gepresste Einatmungsluft befreit mit vollen Backen abgelassen wird.

Die tönenden Kehlkopfvibrationen in diesen Situationen sind die Seufzer, das befreiende Stöhnen nach einer schweren Last, rein gefühlsmäßig nutzt man den Entspannungskanal über den 9. Hirnnerv, damit der Vagus unmittelbar eingreifen kann, um den erhöhten Blutdruck in Sekunden wieder in den Normbereich zurückzubringen.

Diese Situation wurde bei der letzten Fußball-Europameisterschaft mustergültig von den isländischen Zuschauern einem weltweiten Publikum deutlich vor Augen geführt, von diesen archaischen Inselbewohnern, die noch viel von den Wikingern in ihrem Blut haben. Unvergessen für alle Zuschauer bleibt dieses befreiende »Hu … hu … hu … hu …«, und wenn in Jahren von diesem Turnier gesprochen wird, so werden nicht unbedingt die erzielten Tore, die zudem überaus rar waren, in Erinnerung geblieben sein, nein, es werden diese Urlaute der Isländer sein, dieses wiederholte Hu, über das auch in Zukunft noch viel diskutiert werden wird.

Gut. Nun kann ich ja nur schwer mit einem lauten »Hu« in der Ecke sitzen. Was hilft noch, um entspannter durch den Tag zu gehen?

Lachen. Lachen Sie lauthals und möglichst lange, damit werden alle Voraussetzungen geschaffen, die bei der Initialzündung der Vagus-Meditation von Bedeutung sind:

- Eine betonte, lange Ausatmung.
- Die laut vernehmbare Kehlkopfvibration durch das wiederholte »Ha-Ha-Ha«.
- Die akut eingeleitete Entspannungsreaktion über den 9. Hirnnerv (Zungen-Kehlkopf-Nerv) und die hierdurch ausgelöste Vagus-Stimulation.

Und der Vagus ist es wieder einmal, der unmittelbar auch das Herz mit in die allgemeine Fröhlichkeit einbezieht, und das ist dann das »Lachen aus vollem Herzen«.

Damit weiß ich endlich, warum Lachen uns so guttut, warum Lachen gesund ist! Da müsste man ja fast *Verstehen Sie Spaß?* auf Rezept bekommen …

Zurück noch einmal zur Zunge, die nicht nur für unsere Geschmacksausrichtung von Bedeutung ist, denn sie kann weitaus mehr.

Klar. Man kann sie herausstrecken … auch eine Art Meinungsäußerung! Aber ob die entspannt?

Die Zunge kann tatsächlich auch eine innere Entspannung bewirken, ausgelöst durch das »Zungen-Stretching«, wenn die nach oben eingerollte Zungen maximal nach vorn verlagert wird und dabei gleichzeitig gegen den oberen, vorderen, harten Gaumen drückt, wie bereits berichtet. Damit ist die Glossopharyngeus-Leitung, also die des 9. Hirnnervs, zum Vagus wieder aktiviert, und der Sympathikus wird sofort auf Entspannung geschaltet.

Wenn Sie in einem Streitgespräch von Ihrem Gegenüber attackiert werden, antworten Sie nicht spontan, sondern warten Sie einen Moment im Zungen-Stretching, und dann sind Sie besser in der Lage, gezielt und gewählt zusammen mit dem Vagus die richtige Antwort zu finden.

Also: Die Vagus-Meditation unterscheidet sich von anderen Meditationen vor allem dadurch, dass wir über die Stimme beruhigende Vibrationen auslösen, die über den Vagus-Nerv auf unseren Körper wirken und den aufgeregten Sympathikus etwas beschwichtigen. Kann man das so sagen?

Ja, das ist das erste Standbein der Vagus-Meditation. Das zweite Standbein betrifft die Augen. Dieser zweite, entscheidende Entspannungskanal der Vagus-Meditation geht vom 3. Hirnnerv, dem motorischen Augennerv (Nervus oculomotorius), aus. Um diesen zu aktivieren, müssen wir den Ciliarmuskel anspannen, das ist der Muskel, der bei unserer Linse die Nah- und Ferneinstellung verändert, also etwa vergleichbar mit der menschlichen Hand, die an der Kamera die Scharfeinstellung des Auges durch das Zoomen der Linse vornimmt. Das erledigt der kleine Ciliarmuskel, der die Zonulafasern, an denen die Linse aufgehängt ist, durch seine Anspannung lockert, wodurch sich die Linse quasi auskugeln kann und ein sehr naher Gegenstand scharf erkennbar wird. Das nennt die Medizin Nahakkommodation, die eben nur durch die Anspannung des Ciliarmuskels ausgelöst werden kann. Hinter dem Auge befindet sich ein Nervenbündel, das »Ganglion ciliare«, und von dort geht der Entspannungsreiz über den 3. Hirnnerv zum Hirnstamm und erreicht von dort den Vagus-Kern. Und, wie Sie jetzt schon wissen, der Vagus gibt diesen Reiz weiter an das Herz, die Lunge und den Bauchraum bis zur linken Flexur, alles geht schnell und in Sekunden.

Okay – außer mit der Stimme kann ich auch durch den 3. Hirnnerv, der die Augenfunktion kontrolliert, Entspannungsimpulse an mein vegetatives Nervensystem senden. Kann man das verkürzt so sagen? Und wie funktioniert das praktisch?

Probieren Sie mal Folgendes aus:

Schließen Sie die Augen und versuchen Sie jetzt, die Augenlider von hinten zu fixieren. Das ist das »Cinemainterne«-Programm der Vagus-Meditation. Zuerst ist alles schwarz, aber bald tauchen Farben auf, zunächst beherrscht vom Gelbton, aber wiederholt können Rot, Violett, Blau oder auch Grün im Bild erscheinen. Schwarze Punkte, die *Mouches volantes* oder »fliegenden Mücken«, schwirren durch das Blickfeld, sie kommen so schnell, wie sie auch wieder gehen. Fixieren Sie jetzt diese Flugobjekte, konzentrieren Sie sich fest darauf – die Entspannung kommt sofort. Auch im Spiel der Farben merken Sie, wie Ihr Vagus sein ganzes Entspannungspotenzial ausspielt, das Herz beruhigt sich umgehend, und Sie fühlen sich bald wohl. Nachts im Dunkeln bei Schlafstörungen braucht es allerdings etwas mehr Zeit und Erfahrung, bis Sie dieses »Cinemainterne« im Bett beherrschen, schlafen Sie allein, kann eine Nachttischlampe mit 100 Watt Leistung unterstützend wirken. Nachts werden Sie sich aber speziell auf die Kehlkopfvibrationen konzentrieren, das ist einfach und geht schnell.

Dieser Ciliarmuskel kann übrigens auch durch die sogenannten Doppelbilder aktiviert werden. Allerdings braucht man für diese Übung zwei gesunde Augen …

Schon verstanden … Und wie geht das dann?

Man hält den Zeigefinger vor die Nase, dann bewegt man ihn nach vorn – und bei gleichzeitiger Betrachtung von Nasenspitze und Zeigefinger sehen Sie plötzlich zwei Zeigefinger vor sich. Dieses Doppelbildverfahren lernt man relativ schnell, das kann man sehr gut in allen Wartezeiten beruhigend einsetzen. Sie kennen das, man sitzt schon eine halbe Stunde beim Zahnarzt und ärgert sich über die Wartezeit. Der Blutdruck steigt an, das Herz rast – keine gute Situation. Beim nächsten Mal machen Sie es anders: Sie sitzen entspannt auf dem Stuhl, an der Wand fixieren Sie ein Bild, formen daraus das Doppelbild, und jetzt spielen Sie mit den Augen, Sie vollführen um das Bild eine Achtertour links- und rechtsherum. Die Zeit vergeht wie im Fluge, ja, Sie verlieren jedes Zeitgefühl. Vergessen Sie nicht dabei das Schnurren wie ein Kätzchen, praktisch unhörbar für den Nachbarn, aber trotzdem wirkungsvoll.

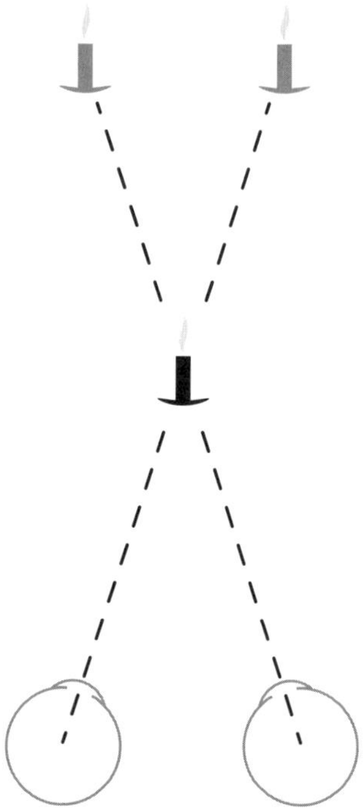

*Ein Doppelbild entsteht, wenn die Sehachsen sich kreuzen, dabei werden beide Augen nach innen gedreht.*

Diese Übungen können auch bei Angstzuständen sehr gut helfen, zum Beispiel in der Enge eines Computertomografen, denn der hat in Blickrichtung eine Schraube, die Sie leicht verdoppeln können, und alle Furcht durch die Enge ist vergessen. Das wirkt auch bei Ihrem Zahnarzt, wenn er denn ein Bild an der Decke hat, das Sie so »akkommodieren« können. Eine Zusammenarbeit mit Zahnärzten bietet sich an, um den Patienten die Angst vor dem Bohrer zu nehmen, denn es ist ein deutlicher Unterschied, ob man hilflos den Schmerzattacken ausgesetzt ist oder mit der Vagus-Meditation über eine schnell wirksame Strategie verfügt, die man bewusst bei diesen Herausforderungen einsetzen kann.

Also, diese Übungen sind perfekte Möglichkeiten, Wartezeiten zu überbrücken. Lange Wartezeiten erleben Menschen speziell in der Klinik, sie warten auf die Visite, auf Laborwerte, auf Röntgenaufnahmen, und oft wird ein OP-Termin unmittelbar vor dem Operationsraum wieder verschoben, weil ein Notfall dazwischengekommen ist. In diesen Situationen hat sich die

Vagus-Meditation vielfach bewährt, denn Sie nehmen die Dinge so hin, wie sie nun mal sind, da Sie in der Regel an der Stresssituation kaum etwas ändern können.

Gibt es auch eine Hilfe gegen Flugangst?

Hier kann die Meditation beim Start und bei der Landung helfen. Sie sind ja jetzt schon ein Experte und haben fleißig geübt. Vielleicht haben Sie einen MP3-Player dabei, dann nehmen Sie die meditative Musik, auf die Sie schon eingestellt sind. So gleichen Sie optimal alle Turbulenzen in der Maschine aus. Das funktioniert auch bei stürmischer See, wir haben es notgedrungen getestet auf einer Kreuzfahrt vor der norwegischen Küste. Sie arbeiten dabei synchron mit den Wellen: Wenn der Wellenberg kommt, dann atmen Sie tief aus, und im Wellental tief ein, dabei summen oder schnurren Sie. Das machen Sie im Liegen oder im Sitzen, am besten in der Mitte des Schiffs und am untersten Punkt, denn hier wirkt sich der Wellengang am wenigsten aus.

Ein Tipp für Autofahrer: Sobald Sie am Lenkrad müde werden, besteht Lebensgefahr. Also runter von der Autobahn, auf dem Rastplatz riegeln Sie das Fahrzeug von innen ab, schieben den Sitz bequem nach hinten, und jetzt geht's los: Cinemainterne und Kehlkopfvibrationen, aber nur maximal eine Viertelstunde, das reicht.

Da hätte ich Angst, einzuschlafen …

Da empfehle ich den »Schlüsselwecker«: Sie legen die gestreckten Hände seitlich auf die Lehnen und hängen an den Mittel- und Ringfinger die Autoschlüssel. Jetzt beginnt der tiefe »Dopamin-Flash« mit entsprechender Tiefenentspannung, die Finger erschlaffen, aber bevor Sie richtig tief einschlafen, fallen die Schlüssel klirrend auf den Boden. Sie erwachen, und die Fahrt geht weiter!

Viele meiner Kollegen haben vor ihren Auftritten und Livesendungen großes Lampenfieber. Und ehrlich gesagt, auch bei mir ist das so. Dabei hat bei mir das Lampenfieber über die Jahre eher zu- als abgenommen. Ich bekomme jedes Mal eiskalte Hände vor meinen Shows. Was macht man dagegen? Und wie gehe ich gegen Prüfungsangst vor?

Die letzte Viertelstunde vor einer wichtigen Prüfung, einem wichtigen Bühnenauftritt gehört Ihnen ganz allein, konzentrieren Sie sich, konzentrieren Sie Ihre ganze Aufmerksamkeit auf Ihre körperliche Mitte mit der Vagus-Meditation. Unterhalten Sie sich nicht mehr mit anderen Prüflingen, denn jeder erlebt bei einer Prüfung seine ganz persönliche Eigenzeit. Setzen Sie sich abseits auf einen Stuhl und rufen Sie jetzt Ihren Vagus auf, der hilft Ihnen umgehend, auch unter diesen Ausnahmebedingungen zur Ruhe zu kommen. Obwohl, ganz ehrlich, ein gewisses Maß an Aufregung muss bleiben. Erfolgreiche Schauspieler handeln nach der Maxime: »Das Publikum hat ein Recht auf mein Lampenfieber, denn ganz ohne Aufregung geht es nicht.« Nur darf diese Anspannung auch nicht zu groß sein, denn sonst kommen Sie nicht mehr an Ihren Gedächtnisspeicher. Der Vagus ist der Schlüssel für Ihr Gedächtnis!

Welchen Nutzen haben denn Sportler von diesen Techniken? Ich finde, Skilanglauf zum Beispiel ist ja auch schon für sich eine Art Meditation.

Ganz sicher. Neben Kraft und dem unbedingten Willen, zu kämpfen und zu siegen, brauchen

Spitzensportler auch viel Geduld und Ausdauer. Das sind Eigenschaften, die durch Meditation geübt werden können. Durch eine gezielte Vagus-Stimulation wird im Übrigen die Zeit der Regeneration nach hohen körperlichen Belastungen erheblich verkürzt, Sie kommen so einfach schneller wieder in Form. Auch bei längeren Wettkämpfen können durch wiederholte Vagus-Episoden die kurzen Pausen optimal zur Vorbereitung von Höchstleistungen genutzt werden, ohne dass eine gewisse Grundspannung, wie sie für einen Wettkampf nötig ist, verloren geht. Wenn nämlich die Grundspannung nachlässt, kann das üble Folgen haben – im Zehnkampf sind bei Olympischen Spielen dadurch schon wichtige Starts versäumt worden, und Sportler mussten disqualifiziert werden.

Beim Biathlon kommt es nach dem Lauf darauf an, den Puls am Schießstand in kürzester Zeit zu beruhigen, auch das kann man mit Kehlkopfvibrationen erreichen. Und wenn die Sportler in die Jahre kommen, kann ihnen die Vagus-Meditation eine große Hilfe sein, weil der Körper in dieser Zeit mit allen Energiereserven sorgfältig umgehen muss. Und wenn Sie sich überanstrengt haben, und der Puls rast…

… denke ich hoffentlich an Ihren Tipp mit der Augenpressur!

Das ist im Übrigen die einzige Meditationstechnik, die Sie auch bei anderen anwenden können. Meine Frau hat so eine Situation erlebt, sie kam im ICE aus Eisenach von einer meditativen Wanderung auf dem Rennsteig im Thüringer Wald. In Mannheim stiegen Massen neuer Reisender in den Zug ein. Bald darauf eine Lautsprecherdurchsage: »Befindet sich ein Arzt an Bord, bitte dringend in Wagen Nr. 22!«

Meine Frau macht sich auf den Weg durch die eng gefüllten Gänge, die gesamte Zugbesatzung steht vor einer geschlossenen Toilette, eine Frau im verwirrten Zustand hat sich hier eingeschlossen. Meine Frau klopft an, gib sich als Ärztin zu erkennen, die Frau öffnet mit wirren Haaren. Sie saß auf der abgedeckten Toilette, das Waschwasser im Becken lief, und die Frau kühlte ihr Gesicht mit dem fließenden Wasser, die Kleidung war inzwischen total durchnässt. Sie hatte absolute Platzangst in der Enge unter diesen vielen Menschen.

Meine Frau wandte wenige Minuten die leichte Augenpressur an, der Zustand verbesserte sich umgehend, die Pressur wurde mehrmals wiederholt, und der Frau ging es schnell deutlich besser. Sie konnte bald selbstständig aufstehen, meine Frau reichte ihr beide Hände und ging mit ihr im Rückwärtsgang durch etliche Wagen in das Abteil der ersten Klasse, das der Zugführer bereits reserviert hatte. Die Augenpressur wurde wiederholt, die Technik dabei der Frau erklärt, damit sie sie selbstständig weiterführen konnte. In Stuttgart musste meine Frau den Zug verlassen, die Frau war jetzt stabil in ihrem Verhalten und war schon ganz auf die Augenpressur fixiert, weil sie unmittelbar gefühlt hatte, dass dieses Verfahren für sie in diesem Moment die richtige Lösung war!

Die selbst durchgeführte Augenpressur ist auch eine hervorragende Notfallmaßnahme bei akuten Schmerzen aller Art, bei akutem Rückenschmerz ebenso wie bei der Angina pectoris, vor allem wenn Sie sie gleichzeitig mit der Entspannungshocke verbinden.

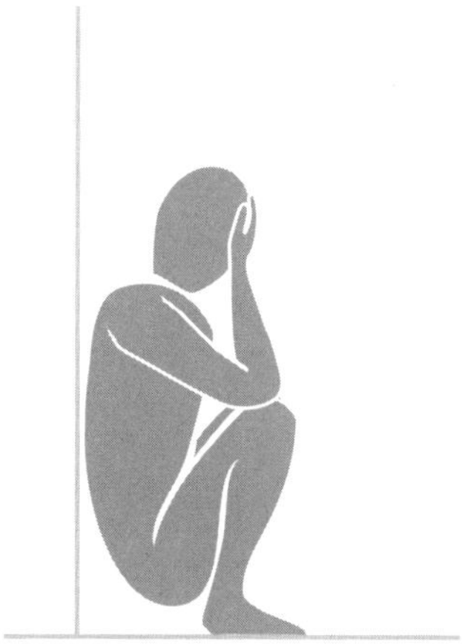

*Doppelte Rückenentspannung einmal in der Hocke und ergänzend durch die gleichzeitige Augenpressur.*

Also für unsere Bonusjahre schaffen wir schon mal gute Voraussetzungen, wenn wir die Vagus-Meditation mit unseren anderen körperlichen Aktivitäten koppeln.

Ich gehe sogar noch einen Schritt weiter, aus meiner langjährigen präventivmedizinischen Tätigkeit heraus kann ich sagen, die Vagus-Meditation ist das mächtigste Werkzeug, das wir haben. Es gibt keine Methode, die so umfassend und komplex wirkt wie die Stimulation des 10. Hirnnervs im Hirnstamm, denn:

- Das klassische Ausdauertraining betont fast ausschließlich das Herz-Kreislauf-System.
- Unser Elastizitätstraining durch Stretching erreicht hauptsächlich die Faszien und Bänder.
- Das Krafttraining erreicht vorwiegend die Muskeln, insbesondere die abgeschwächten Antagonisten, also die Muskeln, die bei Gelenken eine Rolle spielen.

Die Vagus-Meditation erfasst neben dem Gehirn auch die eben vorgestellten Bereiche und inneren Organe und nach neuen Erkenntnissen auf besondere Weise das Immunsystem, ist es doch in der Lage, die bei entzündlichen Vorgängen erhöhten Zytokine zu senken – und damit hochwirksam bei den ständig steigenden Autoimmunerkrankungen, die oft auf Medikamente nicht mehr ansprechen. Damit weist sie das höchste Wirkungsspektrum in der Prävention stressbedingter Erkrankungen auf!

Kann man denn diese Wirksamkeit irgendwie messen? Wenn meine Ausdauer trainiert wird, senkt sich der Ruhepuls, wenn ich die Muskeln trainiere, kann ich schwerere Gewichte heben, der Elastizität verdanke ich, dass ich meine Schuhe binden kann. Aber welche Indikatoren zeigen, dass die Vagus-Meditation etwas bewirkt oder verändert?

Wir nehmen bei der Meditation über den Vagus-Nerv ja Einfluss auf den Parasympathikus, damit der den oft nervösen und aktiven Sympathikus beruhigt. Und da kann man Folgendes erkennen:

Im »Normalzustand« des Tages, der ja oft genug ein »Stresszustand« ist, zeichnen sich im Gehirn hohe Schwingungen zwischen 15 bis 30 Hertz ab, das sind also zwischen 15 und 30 Schwingungen pro Sekunde. Das kann man durch Elektroenzephalografie erkennen, also durch ein EEG, da bekommen Sie Elektroden auf den Kopf geklebt, und die zeichnen diese Wellen auf. Dabei zeigt sich: Im ersten Stadium der Vagus-Meditation senkt sich diese Schwingungsfrequenz auf 7 bis 15 Hertz, das ist das gewünschte »Alpha-Stadium«, ein Zustand gelöster körperlicher und geistiger Entspannung. Wohlbefinden und eine ruhige Atmung breiten sich aus.

Im zweiten Stadium nimmt die komplexe Entspannung weiter zu, die Gehirnschwingungen gehen jetzt sogar auf 4 bis 7 Hertz zurück. Die Konzentration der Achtsamkeit nimmt zu, neue Energiefelder bauen sich auf, Erkenntnisse und Einsichten vertiefen sich.

Die tiefste Stufe der Meditation ist mit 0 bis 4 Hertz erreicht. Wenn Sie Glück haben, kommen Sie jetzt zu neuen Einsichten, zu einer neuen Klarheit.
Grundsätzlich kann man drei große Stadien in der Vagus-Meditation unterscheiden:

- *Das erste Stadium* ist der Bereich unseres Wissens und Wollens, da geht es noch um handfeste Angelegenheiten, die Absenkung der hohen geistigen Erregungen in das beruhigte Alphastadium, die Absenkung der Herzfrequenz, des Blutdrucks, die Vertiefung der Atmung, eine allgemeine Muskelentspannung und die Verbesserung des Immunsystems.
- *Im zweiten Stadium* wird aus Wissen Erkenntnis, weil unser Denken sich ändert, dabei verändert sich auch

die Einstellung zu all den Dingen um uns herum, die uns herausfordern und vielfach negativ beeinflussen. Wir lassen die Ereignisse so, wie sie nun einmal sind, hören auf zu werten zwischen Gut und Böse. Wir lassen die Gedanken kommen und gehen wie ziehende Wolken am Himmel. Mönche sprechen in diesem Zusammenhang von der »Wolke des Nichtwissens«. Die Beurteilung dieser Welt geschieht nicht mehr aus unserem starken Ich-Bewusstsein heraus, das nur noch marginal in der »transpersonalen Bewusstseinsebene« wahrgenommen wird.

- *Mit dem dritten und letzten Stadium* gelangen wir in den Zustand der Weisheit, der nur wenigen Menschen vorbehalten ist und nicht einmal von Einstein erreicht wurde, denn er konnte die Lösung seiner »Theorie von allem« nicht erleben.

Gut, das ist der Geisteszustand. Und was passiert medizinisch? Welche positiven messbaren Veränderungen können wir feststellen? Welche Tabletten können wir absetzen?

Also bei den Tabletten fragen Sie auf jeden Fall Ihren Arzt oder Apotheker. Aber durch die Meditation kommt es zu einer deutlichen Absenkung der Herzfrequenz und des Blutdrucks, sie kann eine Blutdrucksenkung erreichen, die sich so auswirkt, als würden Sie zehn Kilogramm weniger wiegen, wodurch nicht zuletzt ein hoher Energiegewinn gewährleistet ist. Der Cortisolspiegel – das führende Hormon bei chronischem Stress, das wesentlich verantwortlich ist für den Bluthochdruck, für eine verminderte Gedächtnisleistung und für eine vorzeitige Hautalterung – kann um 23 Prozent gesenkt werden.

Auf der anderen Seite kann durch Meditation das »Jugendhormon« DHEA um 100 Prozent steigen, möglicherweise hängt die Bildung neuer Gehirnzellen mit dieser Hormonsteigerung zusammen.

Durch die meditative Stimulation des Vagus kann sogar eine bestehende Arteriosklerose reduziert werden. Studien ergaben, dass Kalkablagerungen der Kopfschlagader durch Meditation über sechs Monate um 0,1 Millimeter reduziert werden konnten.

Ebenfalls gesteigert wird das Glücks- und Leistungshormon Dopamin, und zwar um bis zu 65 Prozent. Dieser »Dopamin-Flash« sorgt unter anderem für mehr Lebensfreude, mehr Antrieb und Wohlbefinden. Zu wenig Dopamin kann im Übrigen eine Ursache für Parkinson sein, dort ist die Dopaminkonzentration im Gehirn um 90 Prozent geringer als bei gesunden Menschen!

Dann führt Meditation zu einer Atemvertiefung mit gleichzeitigem Wechsel von der Brust- zur Bauchatmung mit all ihren Vorteilen.

Die Magen-Darm-Passage wird verbessert, wichtig gerade auch in Bezug auf Verstopfung.

Sie hilft auch bei schmerzhaften Verspannungen in der Muskel-Sehnen-Kette, vor allem aber gegen schmerzhafte und chronische Rückenbeschwerden, die vielfach auch eine wesentliche zentral-nervöse Komponente aufweisen, sodass der Schmerz oft nur noch eine Kopfsache ist.

Und sie fördert die schnelle Regeneration nach hohen körperlichen und geistigen Belastungen.

Zusätzlich werden neue Nervenzellen im Gehirn gebildet, neue Netzwerke angelegt und eine verbesserte Durchblutung erreicht, was durch amerikanische Kernspinuntersuchungen (Lazar et al.) belegt werden kann.

Früher hat es immer geheißen, wenn Gehirnzellen absterben, wachsen keine mehr nach.

Das war falsch. Heute weiß man, dass in unserem Gehirn ununterbrochen neue Zellen gebildet werden.

Also schaden ein paar Gläschen Wein den Gehirnzellen nicht – es gibt ja dann einfach neue.

So einfach ist es leider auch wieder nicht. In uns gibt es jede Menge Nervenzellen. Durch Lernen werden die Synapsen verfestigt, das sind die Leitungen oder Verbindungen, über die diese Zellen miteinander kommunizieren. Wenn nun in einem solchen Netzwerk viele Zellen absterben, wachsen zwar neue nach, aber die müssen sich all das, was die abgestorbenen Zellen mühsam erlernt hatten, wieder von vorn aneignen. Stirbt die Zelle, sterben auch die Verbindungen.

Okay. Das Prinzip der Meditation dürfte klar geworden sein. Aber was mache ich, wenn ich nun tagsüber super entspannt bin, aber nachts nicht einschlafen kann? Schlafstörungen sind ja nun wahrlich keine Seltenheit …

Das stimmt, nach Krankenkassenuntersuchungen leiden angeblich 52 Prozent der arbeitenden Bevölkerung unter Schlafstörungen. Wissen Sie, was eine der Hauptursachen ist?

Der zunehmende Stress?

Und die zunehmende »Lichtverschmutzung«, weil wir mit unserer Vielzahl künstlicher Lichtquellen praktisch die Nacht zum Tag gemacht haben. Die Städte um uns herum sind nachts so hell erleuchtet, dass zum Beispiel schon 50 Kilometer vor Berlin der Lichtschein der Hauptstadt zu sehen ist.

In den meisten Schlafzimmern ist es nachts zu hell. Das gefällt unserer Zirbeldrüse nun überhaupt nicht, denn sie braucht die Dunkelheit, um das Melatonin zu produzieren, das ist das Schlafhormon, das uns müde macht und den Körper auf Sparflamme schaltet. Schon ab sieben Lux Helligkeit im Schlafzimmer wird aber das Melatonin praktisch »ausgebremst«, und der Schlaf stellt sich immer schwerer ein.

Ein zweiter Kardinalfehler ist die Umwandlung des Schlafzimmers in einen Raum der Arbeit und der Unterhaltung! Sie brauchen, um richtig schlafen zu können, kein Schlafzimmer, sondern ein »schlafendes Zimmer«, in dem alles nur auf die Nachtruhe ausgerichtet ist.

Wie richten wir so ein Zimmer ein? Geben Sie uns doch einige Tipps.

Also:

- Statt einer grellen, weißen Decke eine Schlafzimmerdecke, die wie ein Sternenhimmel bemalt ist.
- Statt Fernsehen und Radio nur noch ein Abspielgerät für meditative Musik.
- Statt Bilder mit grellen Farben und einem Segelschiff in stürmischer See Bilder in gedeckten Farben mit beruhigenden Landschaftsszenen.
- Eine optimal gefederte Matratze.
- Ein Kopfkissen, am besten gefüllt mit Hirsespreu, mit dem Sie kuscheln können wie mit Ihrem Teddy und oder Ihrer Puppe aus der Kindheit und das auch hoch genug ist, um den Schulterabstand bei der Seitenlage ausgleichen zu können.
- Ein Fenster zur Belüftung, aber möglichst weit vom Kopfende entfernt, circa vier Meter. Perfekt wäre es

übrigens, wenn dieses Fenster auch noch nach Osten ausgerichtet wäre, damit Sie im Sommer den Tag mit dem Aufgang der Sonne durch das »Cinemainterne«-Programm energievoll beginnen können.

Gut, das mit dem Abdunkeln leuchtet mir ein …

Das funktioniert sogar tagsüber. Das habe ich mal als Schüler festgestellt, als unsere Klasse einen Ausflug ins Planetarium in Jena gemacht hat! Mittags gegen 14 Uhr saßen wir aufgeregt im Saal, es wurde dunkel, die Sterne an der Decke fingen an zu leuchten, der Mond ging auf. Es wurde ruhiger, stiller, die Atmung meines Freundes an meiner Seite wurde tiefer und tiefer. Dann kamen leicht schnarchende Geräusche aus der anderen Ecke, auch ich kämpfte mit aller Macht gegen meine Müdigkeit, die mich in tiefe Entspannung versinken ließ, vielleicht schlief ich aber auch schon. Und plötzlich – ein Schlag, als wenn ein Holzblock auf den harten Boden fällt. Unser Mathelehrer war aus der Bank heraus auf den Fußboden gefallen. Sie können sich vorstellen, dass dieses Thema noch heute auf den Klassentreffen für genügend Gesprächsstoff sorgt.

Und was ist mit dem oft propagierten Mittagsschlaf?

In Ihrem Schlafzimmer jedenfalls haben Sie tagsüber nichts zu suchen, das ist das »schlafende Zimmer«, nur für die Nacht reserviert. Wenn Sie am Tag zu Bett gehen, fallen Sie aus Ihrem Tagesrhythmus heraus und brauchen anschließend viel Energie, um wieder in den »Resttag« zurückzukommen. Besser ist eine 15 bis 30 Minuten lange Vagus-Meditation auf einem Sessel oder Sofa in der Mittagspause, dabei bleiben Sie im natürlichen Tagesrhythmus!

Okay. Und was mache ich, wenn ich nachts trotz allem nicht einschlafen kann?

Sie begegnen jeder Schlafstörung mit Kehlkopfvibrationen, so leise, dass es niemand hört. Wenn Sie nachts allein sind, können Sie auch brummen wie ein Bär. Arbeiten Sie primär mit allen Kehlkopfvibrationen und schalten Sie gleichzeitig auf unser bekanntes »Cinemainterne«-Programm. Das braucht zwar eine gewisse Übung, aber der Schlaf wird kommen, das Dopamin wird dazu beitragen, dass Sie sich schnell wohlfühlen.

Hier noch einmal die Zusammenfassung, wann im täglichen Stressalltag die Vagus-Meditation angezeigt ist.

- Bei allen Schlafstörungen in der Nacht, dabei stehen leise Kehlkopfvibrationen im Vordergrund mit verstärkter Ausatmung
- Gegen das mittägliche Aufmerksamkeitstief: die tägliche 15-Minuten-Vagus-Siesta an jedem Arbeitsplatz, in der Freizeit und auf Reisen, bestimmt von »Cinema interne« vor einem hellen Fenster mit leisen Kehlkopfvibrationen, dabei genügt ein Stuhl abseits jeglicher Betriebsamkeit, ein spezieller Meditationsraum ist nicht erforderlich. Gleicht man auf diese Weise das mittägliche Aufmerksamkeitstief aus, so erlebt man für den Resttag eine Leistungssteigerung von bis zu 35 Prozent bei gleichzeitiger Herz-Kreislauf-Förderung von 38 Prozent, wie eine griechische Megastudie beweisen konnte.
- Gegen jegliche Ungeduld des »Nicht-warten-Könnens«: Sie arbeiten mit Doppelbildern an der Wand und werden erstaunt sein, wie schnell die Zeit vergeht.

- Bei Start und Landung im Flugzeug und gegen Seekrankheit: Alle Turbulenzen und jede Welle gleichen Sie mit der Atmung aus, im Wellental atmen Sie ein, am Wellenberg atmen Sie besonders tief aus und lassen dabei den Kehlkopf vibrieren.
- Gegen Lenkradmüdigkeit besonders auf der Autobahn, denn viele Unfälle stehen mit Übermüdung im Zusammenhang: Runter von der Straße, Auto abriegeln, und Sie glauben gar nicht, wie schnell Sie sich erholen durch Licht und Klang der Vagus-Meditation.
- Gegen Lampenfieber und Prüfungsangst: Die letzte Viertelstunde entspannen Sie durch Licht und Klang, meiden Sie andere Kollegen, konzentrieren Sie sich, neuen Stoff können Sie jetzt nicht mehr aufnehmen, aber der betonte Vagus sorgt jetzt dafür, dass Sie leicht an Ihren Gedächtnisspeicher herankommen können.
- Im Erkrankungsfall und gegen Schmerzen aller Art, denn der Aufenthalt in einer Klinik bedeutet warten und nochmals warten, sogar Ihr Operationstermin ist nicht sicher und kann jederzeit verschoben werden.
- Nach großen sportlichen, körperlichen Belastungen, denn durch die Vagus-Mediation kann die Zeit der notwendigen Regeneration erheblich verkürzt werden.
- Auch gegen eine mögliche Einsamkeit im Alter kann die Vagus-Meditation genutzt werden, denn Sie können jederzeit aus Malus Bonus machen.

Beim Schreiben dieser Zeilen erreicht uns eine Studie der Universität Lüneburg von Benjamin Werk, in der über ein Jahr lang die Vagus-Meditation mit der progressiven Muskelrelaxation (PMR) nach Jacobson verglichen wurde:

Alle Messungen liefern signifikante bis hoch signifikante Ergebnisse, die Effektstärken der Vagus-Meditation liegen dabei über denen der PMR. Im Parameter »Alpha-Power im Spontan-EEG« weist die Vagus-Meditation sogar eine ausgesprochen ungewöhnliche Effektstärke von – 1.28 auf (»starker Effekt« ab 0.80).

***Fazit: Die Effektstärke der Vagus-Meditation bei der Induktion von Entspannung ist in dieser Untersuchung eindeutig der progressiven Muskelrelaxation überlegen und lässt gegenüber bisherigen Verfahren auf eine effizientere Stimulation vagaler Aktivitäten schließen!***

## KAPITEL 2

# *Elastizität: Das wegweisende Energiekonzept für Natur und Mensch*

**FRANK ELSTNER**

An jenem denkwürdigen Tag, an dem Prof. Schnack auf so eigenartige Art und Weise mein Treppenhaus überwunden hatte, erfuhr ich auch gleich, was ich falsch mache. Nach dem Handschlag zur Begrüßung setzte ich mich in einen bequemen Stuhl. Und das ist angeblich ganz schlecht für meine Gesundheit. Denn: Sitzen macht krank!

Also, lieber Prof. Schnack, warum eigentlich? Was ist denn das Problem beim Sitzen?

**PROF. GERD SCHNACK**

Das prägende Energiekonzept der Natur ist Elastizität, nicht die Kraft, also der ständige Wechsel zwischen Richt- und Gegenschwung. Dieses Verhalten entspricht der prägenden Bipolarität dieser Welt in ihrem Rhythmus der Gegensätze, auf das auch wir Menschen uns einstellen müssen. Nehmen Sie ein wogendes Kornfeld im Sommerwind, wellenartig wiegen sich die Halme hin und her, und auch ein stärkerer Wind kann ihnen nichts anhaben. Ein Spinnennetz vor unserem Fenster widerstand auch über Tage den Windböen dieses Herbstes, ich habe es mit Aufmerksamkeit beobachtet. In diesen Gegensätzen muss sich auch der Mensch behaupten, jedoch hat er in seiner Anpassung an die Technik zu viele Zugeständnisse gemacht und dabei den energiefördernden Gegenschwung vernachlässigt. Wie das Kaninchen vor der Schlange sitzt er frontorientiert vor all seinen Maschinen, und wobei die Arme und Hände nur noch als verlängerte Hebel all dieser Geräte wirken. Und dabei sitzt er auch noch verkehrt, in einer Mittelstellung zwischen seinen körperlichen Eckpunkten, der Entspannungshocke zum einen und der absoluten Körperstreckung zum anderen. In dieser Fehlposition unterlaufen uns immer wieder folgende Kardinalfehler:

- Wir sitzen ständig in einer Mittelstellung zwischen »Baum und Borke«, weder in der Entspannungshocke noch in der leistungsbereiten Körperstreckung, und verlieren in dieser Energie-Leckage-Haltung an Leistung.

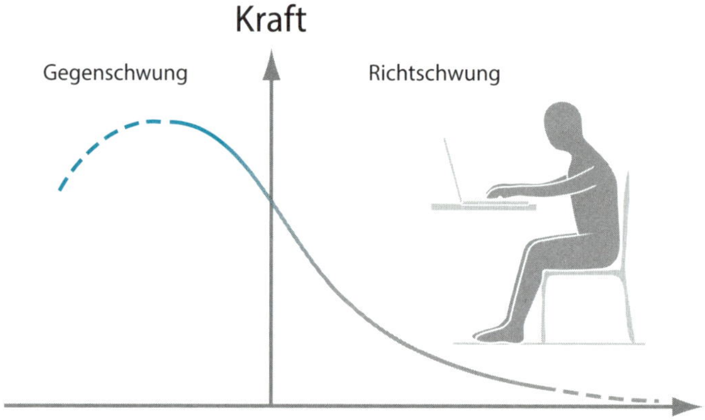


*Wir sitzen hauptsächlich zwischen Hocke und Körperstreckung; dabei verlieren wir permanent Energie.*

- In dieser gebeugten Sitzhaltung werden wir aber nicht nur nicht dem Rücken gerecht, auch die beiden großen Gelenke Schultern und Hüften sind ständig »verriegelt«, sie werden nur selten durch die ausgleichende Streckung aus ihrer Beugestarre befreit.
- Durch den fehlenden Gegenschwung aus der Sitzstarre heraus wird der Mensch in der Brustbeinbelastungshaltung immer krummer, die Hüftgelenke können beim Stehen und Gehen nicht mehr ausreichend geöffnet werden, und chronische Rückenschmerzen beherrschen das Alltagbild.

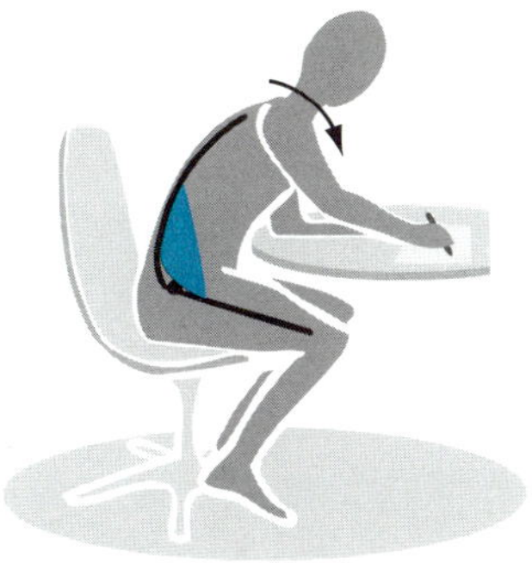

*In typischer Sitzhaltung sind wir weder entspannt in der Hocke noch leistungsbereit in Streckhaltung und verlieren ständig Energie.*

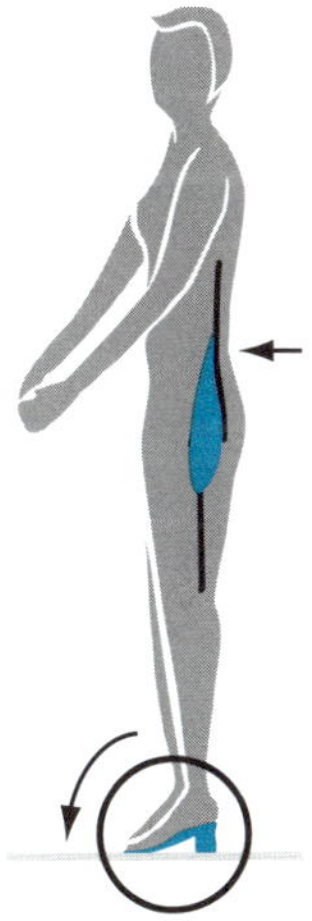

*Im Stehen fallen wir schnell ins bandscheibenbelastende Hohlkreuz.*

Das Sitzen bringt also den Körper in eine gefährliche Dysbalance. Die Verantwortung dafür liegt ganz bei uns, weil wir nicht nur verkehrt sitzen, sondern dabei auch gleichzeitig den Hüftlendenmuskel, das »Filetstück« unter den Muskeln, nachhaltig vernachlässigen, der für unsere Gesundheit eine zentrale Rolle spielt. Ja, auch der Mensch verfügt über Filetstücke in seinem Körper, also nicht nur die Tiere besitzen dieses begehrte Muskelfleisch, das wir uns so gern als Festtagsbraten auf den Tisch legen, auch wir Menschen haben – tief verborgen im Becken – einen rechten und linken Hüftlendenmuskel, den Musculus iliopsoas (nennen wir ihn einfach Mr. I.), den wir leider nicht sehen und anfassen können. Er entspringt mit einem flächenförmigen, äußeren Anteil von der Beckenschaufel und mit einem gebündelten Ursprungsteil von der Vorderkante der Lendenwirbelsäule, geht dann nach unten, durchquert das Leistenband und setzt am kleinen Höcker des Hüftgelenkkopfs an.

Und was hat der jetzt mit meiner Sitzposition zu tun?

Dieser geheimnisvolle Mr. I. ist unser wichtigster Gesundheitsmuskel überhaupt! Der entscheidet nämlich, wann bei Ihnen mal wieder ein Bandscheibenvorfall fällig ist! Bei genauer Betrachtung werden Sie ganz schnell erkennen, was für ein Multitalent dieser Muskel ist:

- Mr. I. ist einer der wichtigsten Laufmuskeln, weil er der stärkste Beuger des Hüftgelenks ist und auch ermöglicht, dass das Bein nach außen rotieren kann.
- M. I. ist unser wichtigster Rückenmuskel, weil er die Abschwingung der Lendenwirbelsäule nach vorn

kontrolliert und damit den Bandscheibendruck entscheidend reguliert.

- Mr. I. ist unser wichtigster Atemmuskel, weil er der eigentliche Gegenspieler des Zwerchfells ist und bei der Einatmung bestimmt, wie tief diese »Platte« abgesenkt wird. Mit High Heels und gestreckten Kniegelenken kann eine Sängerin auf der Bühne nicht frei singen, weil in dieser Stellung Mr. I. angespannt ist. Nur mit flachen Schuhen und leicht gebeugten Knien ist das Zwerchfell frei. Ich habe das wirklich oft genug an der Hamburger Musikhochschule mit Experten getestet.
- Mr. I. ist schließlich auch ein wichtiger Geburtsmuskel, denn nur entspannt in tiefer Hocke gelangt der kindliche Kopf auf dieser »Leitschiene« in den Geburtskanal.

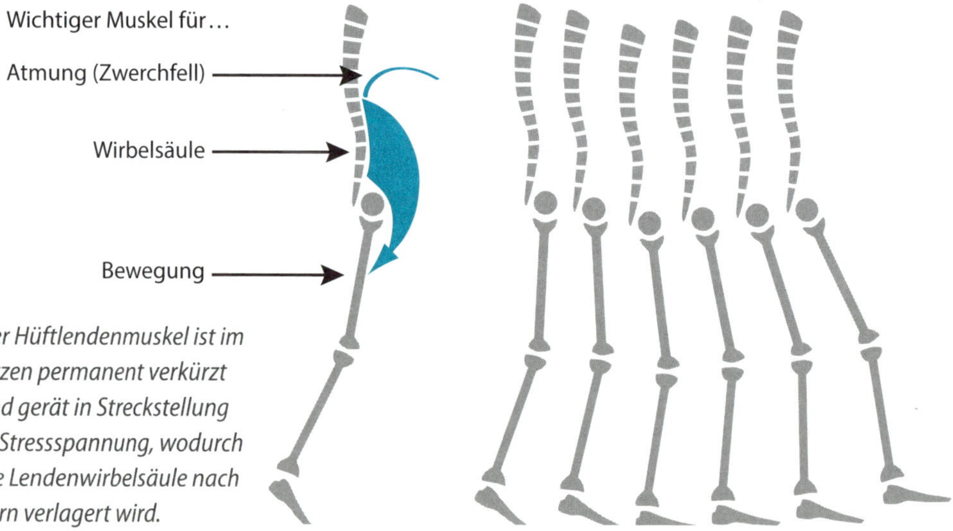


*Der Hüftlendenmuskel ist im Sitzen permanent verkürzt und gerät in Streckstellung in Stressspannung, wodurch die Lendenwirbelsäule nach vorn verlagert wird.*

Und was genau schadet jetzt unserem »Filetstück«?

Wir sitzen permanent mit um 90 Grad gebeugten Hüftgelenken, und das ist der »Muskel-Tod« unseres so wichtigen Mr. I. Warum? Weil in dieser 90-Grad-

Beugestellung der Hüftgelenke eben dieser Muskel zusammenschrumpft wie ein ungenutztes, brüchiges Gummiband in der Schublade. Wie soll ein Muskel, der ständig geschrumpft im Abseits steht, noch seinen eigentlichen Aufgaben gerecht werden? Er ist ja eigentlich für das richtige Verhältnis zwischen maximaler Längenerweiterung und verkürzender Anspannung zuständig, das heißt, durch ihn können wir das Hüftgelenk beugen und auch wieder aufrichten. Für diesen Job braucht er elastische Fasern, die aber sind degeneriert, weil sie nicht trainiert werden.

Klingt dramatisch. Was kann man dagegen tun?

Das Aufstehen verbieten.

Nicht Ihr Ernst.

Die Situation für den nachhaltig geschrumpften Mr. I. ist im Moment so, dass er uns bei unserer gelegentlichen Körperstreckung nicht mehr folgen kann, er kann sich nicht ausreichend ausdehnen, was er beim Aufstehen aber eigentlich müsste, weil im Stehen die Hüftgelenke, die unser Mr. I. ständig »an seiner Leine führt«, gestreckt werden. Diese notwendige Längenerweiterung schafft der Hüftlendenmuskel aber oft nicht mehr. Und das ist im Moment die Hauptursache all unserer Rückenbeschwerden!

Durch langes Sitzen hindern wir unseren Mr. I. an seiner Entfaltungsmöglichkeit, die im Stehen unverzichtbar ist, und das ist das Kreuz für unser Kreuz, denn der gestresste Mr. I. erhöht den Bandscheibendruck durch die verstärkte Abschwingung der Lendenwirbelsäule nach vorn, das gefürchtete Hohlkreuz (Lordose) ist präsent.

In dieser Situation müsste man eigentlich wirklich dem Menschen das Aufstehen verbieten.

Gut, ein weltweites »Aufstehverbot« wird sich allerdings nur schwer durchsetzen lassen. Haben Sie nicht noch eine andere Idee?

Ja, es gibt in dieser Notlage eine Lösung, die jeder von uns beherrschen sollte, das ist das »Storchenbein-Ritual« nach den sieben Hanseaten, ein spezielles Programm, das ich bereits vor Jahren in dem Buch *Fit in 7x 7 Sekunden* vorgestellt habe. Dabei handelt es sich um eine Art Bildbotschaften beim statischen Stretching, die alle einen hohen Erinnerungswert aufweisen.

Das müssen Sie mir genauer erklären.

Durch das lange Sitzen ist der Gegenschwung im Hüftgelenk vernachlässigt worden. Wir brauchen aber die Energie für das Aufstehen. Diese holen wir uns durch den Gegenschwung – den wir bei vielen anderen Bewegungen auch brauchen, wie wir noch häufiger sehen werden. Für ein rückengerechtes Aufstehen gibt es also nur eine Lösung: das dynamische Gegenschwung-Stretching nach dem Storchenbein-Ritual. Das ist Meister Adebars Einbeinstand nachempfunden, wie man es auch aus der Läuferszene kennt. Allerdings: Im Stehen erreichen wir mit dieser Dehnung nicht den Mr. I., denn der eigentliche Dehnungspunkt liegt auf der Streckseite des Oberschenkels im Verlauf des mittleren Streckers (M. rectus femoris).

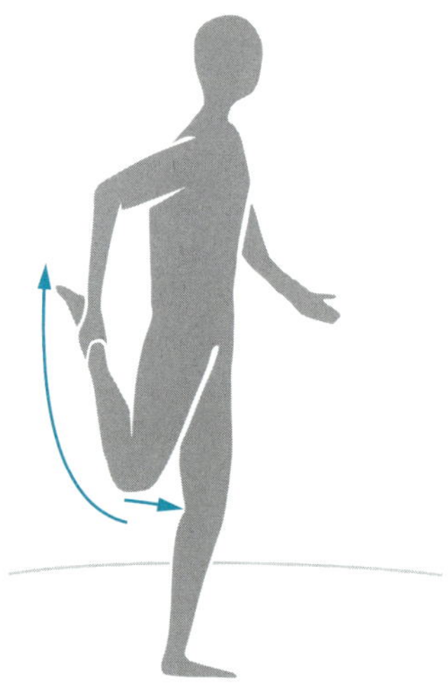

*Typische Dehnung der Oberschenkelmuskulatur im Stehen im Einbeinstand.*

Mr. I. erreichen wir besser direkt aus der Sitzhaltung heraus. Wir verlagern das rechte Bein unter dem Stuhl extrem nach hinten. Der rechte Fuß liegt mit seinem Rücken auf dem Boden, das rechte Hüftgelenk ist maximal gestreckt. Sie sitzen am vorderen Stuhlrand und halten sich seitlich mit den Händen aufrecht. Dann verlagern Sie den Oberkörper – ohne jedoch ins Hohlkreuz zu fallen – nach hinten. Jetzt wäre es optimal, wenn Oberschenkel und vordere Bauchwand eine Gerade bilden. Wenn Sie nun leicht mit dem Oberkörper vor und zurück federn, sind Sie schon mittendrin im dynamischen Stretching!

Jetzt bin ich 70 Jahre lang falsch vom Stuhl aufgestanden … Was sind die Vorteile dieser Adebar-Verrenkung? Was verbessert sich?

Ihr Rückenschmerz ist besser kontrollierbar, der Bandscheibendruck wird durch die verlagerte Lendenwirbelsäule gleichmäßig verteilt, das Bandscheibenvorfallrisiko nimmt ab.

Sie werden in Zukunft auch anders körperlich in Erscheinung treten und ab sofort mit mehr Gegenschwung unterwegs sein. Sie stampfen nicht mehr zielorientiert in einseitiger Frontausrichtung, sondern gehen majestätisch und hoch aufgerichtet mit betontem Gegenschwung aus den Hüftgelenken heraus. An diesem Storchenbein-Ritual kommt niemand vorbei, vor allem die Zeitgenossen unter uns, die ständig sitzen müssen.

Wenn Sie Menschen um uns herum beobachten, wie die sitzen, gehen oder stehen, was ist Ihnen da besonders aufgefallen?

Na ja, viele gehen krumm und gebeugt. Am eindrucksvollsten ist aber der von mir seit Langem so gerühmte »Obama-Swing«, den kein Politiker der Gegenwart so perfekt beherrscht wie der ehemalige amerikanische Präsident. Da konnte man beobachten, wie er sich immer mit einem leichten Gegenschwung zum Rednerpult hin bewegte. Jeder Regierungschef

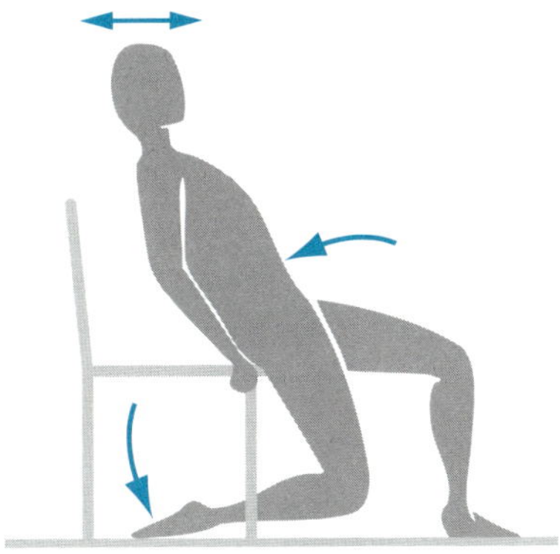

*Tief im Becken unter dem Stuhl, Dehnung des Hüftlendenmuskels, der bei langem Sitzen vernachlässigt wird und schrumpft.*

### Obama-Swing

Betonter Gegenschwung aus der Hüfte.

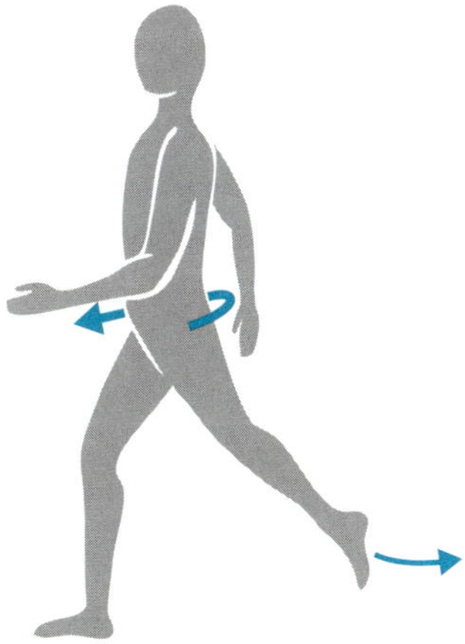

*Körperbewusstes Gehen mit Gegenschwung im Obama-Swing mit Aufrichtung der äußeren Erscheinung.*

musste sich warm anziehen, wenn er mit Obama eine Ehrenkompanie abschritt, denn hier wirkte allein die Körpersprache – und in diesem schwingenden Fasziengang erreichte Obama die gebührende Beachtung.

Nun gut – ich bin mir nicht sicher, ob das bei mir auch so gut aussehen würde wie bei Barack Obama …

Dann verrate ich Ihnen noch einen zweiten Trick für Ihren Rücken und den geplagten Mr. I. nach langem Sitzen: Neben der doppelseitigen Dehnung des Mr. I. starten Sie gleichzeitig wie ein 100-Meter-Läufer aus der Hocke heraus, damit Sie ebenso schwungvoll starten können wie ein Sprinter.

Und das funktioniert wie?

Jedes Aufstehen nach langem Sitzen beginnt mit der doppelseitigen Dehnung der Hüft-Lenden-Muskulatur, dem Ellbogensitz vor dem Stuhl oder der freien Hocke, wie ein 100-Meter-Läufer am Start.

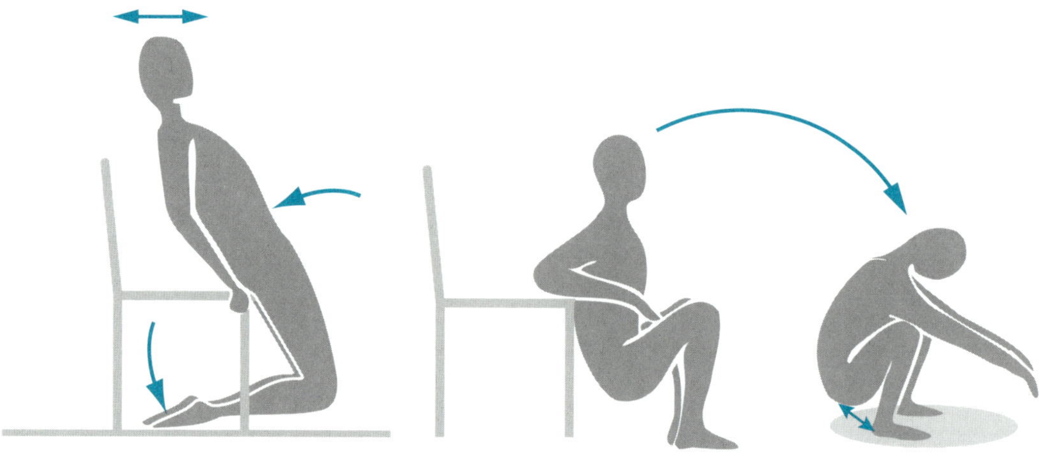

*Initiale Dehnung der Hüftgelenke und des Rückens nach langem Sitzen.*

Warum nennen Sie die Achillessehne »absatzgeplagt«? Zwischen den Füßen und dem Rücken gibt es doch eigentlich jede Menge Gelenke, die so ein paar Zentimeter Absatz locker wettmachen können.

Können sie eben nicht, denn aus Sicht der Biomechanik sind Wirbelsäule und untere Extremität eine Einheit, gehalten durch den Schlingenaufbau der Muskulatur. Da gibt es ein Zuggurtungssystem, wie Sie es vom Schuhe binden kennen, und das hält diese gesamte Wirbelsäulen-Bein-Achse zusammen. Dabei reicht die sogenannte Streckerschlinge von der Fußsohle bis hinein in den Rücken, was bedeutet, dass bei jedem Spitzenstand auch die Rückenmuskulatur angespannt wird. Diese muskuläre Streckerschlinge beginnt in der Fußsohle, setzt sich dann über die Achillessehne bis in die Wadenmuskeln fort, überspringt dann das Kniegelenk hin zur Streckmuskulatur der Oberschenkel und wechselt jetzt ein letztes Mal die Seite, um über die Gesäßmuskeln bis in den Rücken einstrahlen zu können.

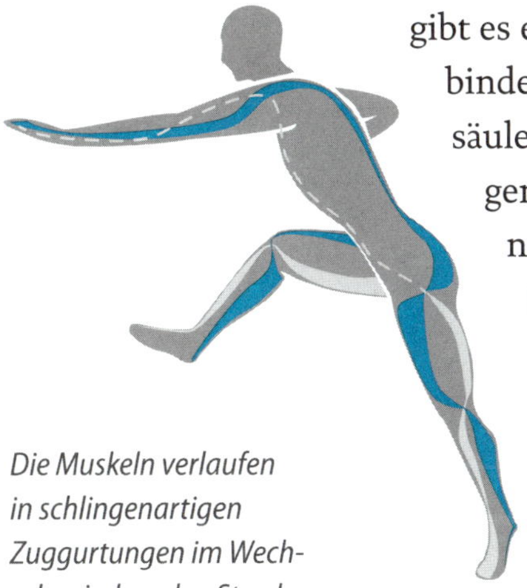

*Die Muskeln verlaufen in schlingenartigen Zuggurtungen im Wechsel zwischen den Streck- und Beugeseiten.*

Diese Schlingenmuster komplexer Muskelgruppen hat der Leipziger Kurt Tittel von der DHFK (Deutsche Hochschule für Körperkultur) definiert, der damit auch nachweist, dass es bei jedem Spitzenstand automatisch zu einer Anspannung besonders in der unteren Rückenmuskulatur kommt. Probieren Sie es aus und stellen Sie sich bewusst auf die Fußspitzen: Sie spüren sofort auch die Anspannung Ihres Rückens.

Nichts anderes machen Sie beim Gasgeben im Auto und eben am häufigsten beim Gehen auf Absatzschuhen – das hat einfach einen schädlichen Einfluss auf die gesamte Anatomie in diesem Bereich.

Im Mittelalter war die Mehrzahl der Bevölkerung noch robuster und auf fußschonende Sandalen unterwegs; die simple Sandale wurde sogar zum Markenzeichen des Bauernkriegs, denn die Bauern in Südwestdeutschland versammelten sich unter dem »Bundschuh«, einer einfach gebundenen Sandale. Die Bauern in Frankreich taten es ihnen gleich, sie nannten das Schuhwerk »Sabots«. In den Anfängen der Französischen Revolution zertrampelten sie mit diesen Sabots die Felder der Reichen, und schon war der Begriff Sabotage geboren. Ludwig der XIV., genannt der Sonnenkönig, litt darunter, dass er etwas zu klein geraten war. Also stellte er sich bewusst mit roten, hochhackigen Schuhen zur Schau. Er muss wohl eine robuste Gesundheit gehabt haben, dass er dieses Herumstelzen überhaupt ausgehalten hat …

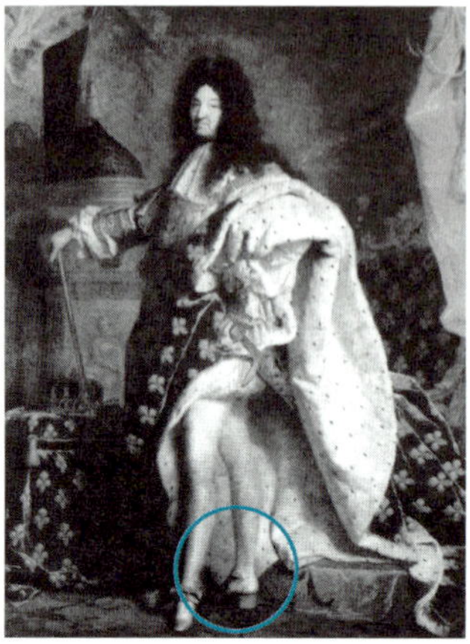

*Schon der Sonnenkönig Ludwig der XIV. wusste sich mit Absatzschuhen in Positur zu bringen.*

Na ja, ganz ehrlich, solche Absätze machen ja schon mehr her als einfache Sandalen. Gerade wenn man nicht übermäßig groß gewachsen ist – ich weiß, wovon ich rede!

Während der Anfänge von *Wetten dass ..?* dachte ich, eine große Show schreit geradezu nach einem großen Moderator. Also stolzierte ich immer mit Stiefeletten auf der Bühne herum, die mindestens sechs Zentimeter hohe Absätze hatten. Bis Rudi Carrell sagte: »Deine Show ist toll, aber du solltest weniger gehen auf der Bühne.« Und er fügte hinzu, ich solle am besten überhaupt nicht gehen, weil ich zu kurze Beine hätte. »Bleib lieber stehen – und vor allem vergiss die Absätze«, meinte Rudi. Und da er aus einem Land kommt, das für Schuhe berühmt ist, habe ich seinen Rat sofort befolgt. Immerhin sollen holländische Holzschuhe ja die Gesundheit fördern.

Ja, der Vorteil: Sie halten die Füße trocken und sind sehr stabil …

Na – da haben wieder was gelernt. Wie kam es dann, dass wir fast alle die falschen Schuhe tragen? Gab es nichts mehr zu »sabotieren«?

Im 17. Jahrhundert wollte es das Volk dann dem Sonnenkönig und den Fürsten des Landes gleichtun und auch größer erscheinen, so machte der Absatzschuh Karriere. Ein Tipp: Wenn Sie nach Hamburg kommen und Sie haben eine kurze Pause am Bahnhof, gehen Sie in die nahe gelegene Kunsthalle. Dort hängt ein berühmtes Gemälde, die »Nana« von Édouard Manet – das übrigens wegen seiner Freizügigkeit für einen handfesten Skandal sorgte –; es zeigt ein Mädchen vom Montmartre in der damals typischen Haltung. Sie erkennen die hohen Absatzschuhe und auch gleich, wie sie die Trägerin verhunzen: Die gestreckten Kniegelenke und das deutlich nach vorn verlagerte Hohlkreuz. Damit begnügte man sich aber nicht, der Mode entsprechend trug die junge Frau auch ein Mieder, eng geschnallt. Damals galt ja auch die Wespentaille als sexy und wurde meist im Rücken von starker Männerhand verzurrt. Und so berichteten die französischen Romanciers der damaligen Zeit einheitlich über ständige Ohnmachtsanfälle dieser geschundenen Frauen. Medizinisch ist dieser Zusammenbruch natürlich durchaus verständlich, durch die starke Einschnürung der Lunge, des Herzens und der Leber kommt es zu einem Kreislaufkollaps. Wie sollten diese armen Frauen noch genug Luft bekommen? In der damaligen Pathologie hat man bei diesen armen Wesen sogar Schnürfurchen in der Leber gefunden, die Mode machte es möglich.

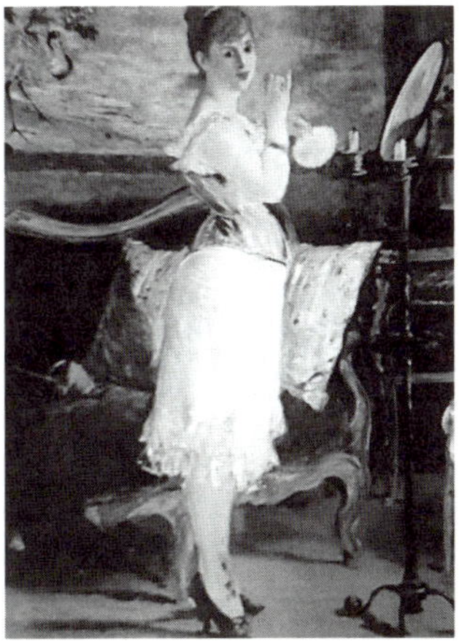

*Das bandscheibenbelastende Hohlkreuz durch die Absatzschuhe ist keine Erfindung der Neuzeit.*

Wenn die Absatzschuhe schon so gefährlich sind – was meinen Sie zu den High Heels? Die müssten dann ja glatt verboten werden – was ganz sicher viele Männer sehr bedauern würden.

Eine spezielle Botschaft an Mädchen und junge Frauen: Bitte tragen Sie weiter Ihre High Heels, denn sie machen einfach längere Beine, und das Wadenprofil fällt durch die provozierte Muskelverkürzung geschwungener aus. Okay, das kann zwar zu nächtlichen Wadenkrämpfen führen. Aber dieser »Marlene-Dietrich-Effekt« ist einfach schön, und eine Hochzeit ohne High Heels ist wie eine Suppe ohne Salz. Erhalten Sie sich Ihren besonderen High-Heel-Auftritt besonders dann, wenn es auf den roten Teppich geht. Aber Sie brauchen einen Ausgleich – und das ist die »Entspannungshocke«, über die wir noch reden werden. Wer das regelmäßig tut, schafft es auch in High Heels, elegant über den Teppich zu schreiten und nicht so wackelig umherzustelzen, wie man es leider bei vielen Kolleginnen von Ihnen, Herr Elstner, im Fernsehen sieht. Lernen Sie, majestätisch zu schreiten wie ehemals Greta Garbo, niemand kommt dieser Diva in ihrem unvergleichlichen Schreiten gleich, unvergessen ihre Auftritte, wenn sie sich schwingend, federnd, vibrierend im »Faszien-Swing« in Szene setzte.

Aber vielleicht folgen die Frauen auf der Straße besser dem Leitbild der Mannequins, die so unvergleichlich den spiralförmigen Swinggang demonstrieren, indem sie das vordere Schwungbein an der Außenseite des Standbeins aufsetzen, sodass automatisch der Fuß den Spiralbogen am Boden beschreibt, wodurch die Faszien mit in den Antrieb eingesetzt werden.

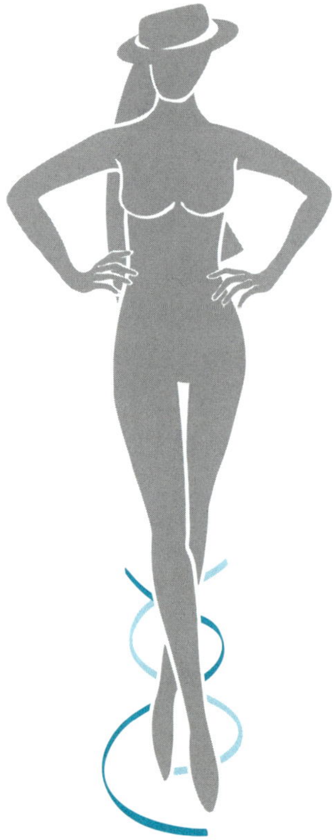

*Auch die Mannequins nutzen zur besseren Erscheinung die Spiralspur der Füße am Boden.*

Fassen wir zusammen: Um den Hüftlendenmuskel Mr. I. zu unterstützen, sitzen wir weniger, stehen häufiger auf, praktizieren wiederholt das Storchenbein-Ritual und die Entspannungshocke. Womit wir beim nächsten Thema sind – den Faszien. Früher hießen die lapidar »Bindegewebe«, und kaum jemand hat sich mit ihnen beschäftigt – außer den Hausfrauen und Köchen, die vornehmlich an Steaks versucht haben, diese zähe, weiße Haut vom Fleisch abzuschaben. Und nun plötzlich erleben die Faszien einen kometenhaften Aufstieg und können alles heilen oder zumindest lindern. Ist das eine Modeerscheinung, oder haben diese Faszien tatsächlich so viel auf dem Kasten?

Wenn wir gesunde Bonusjahre anstreben, sind die Faszien ein ganz wichtiges Mittel. Früher war es so, dass alle sich den Muskel als das »Objekt ihrer Begierde« auserkoren hatten. Gerade im Sportbereich war man lange der Auffassung, dem müsse man die größte Aufmerksamkeit widmen. Mir als Chirurg war diese Einstellung immer suspekt, denn für mich waren die Operationen am Stütz- und Bewegungsapparat vorwiegend sehnenchirurgische, niemals jedoch muskelchirurgische Eingriffe.

Warum ist das so? Weil die Sehnen im Gegenteil zu den Muskeln auch im Körper ziemlich vernachlässigt werden. Das Sehnengewebe liegt am Ende der menschlichen »Sauerstoffleitung« und bekommt dadurch nur noch die kläglichen Reste des Sauerstoffs ab: Bradytroph nennt die Medizin so ein Bindegewebe, »sauerstoffverarmt«, und das ist problematisch bei Verletzungen, denn eine gut durchblutete Region kann sich viel schneller regenerieren – das trifft zum Beispiel für den Muskelfaserriss zu. Der heilt bei Ihnen genauso schnell wie bei den Weltfußballern Lionel Messi oder Toni Kroos, obwohl beide von einem Tross medizinischer Experten und Physiotherapeuten betreut werden: Nach sechs Wochen Eigenheilung ist durch die gute Durchblutung des Muskels der Defekt geschlossen, und das mit oder ohne lokale Kälberblutinjektionen, welche die Blutzirkulation anregen sollen. Interessant dabei ist: Der Muskel ersetzt diesen Defekt aber nicht durch hochwertiges frisches Muskelgewebe, sondern durch eine Narbe aus Bindegewebe – also Faszien statt Muskelgewebe! Ganz spezielle Bindegewebszellen treten in Aktion, die von Haus aus bereits auf Sauerstoffkrisen geeicht sind, und nur sie können den Muskeldefekt mit einer Narbe versorgen, ein Beweis für ihr hohes Leistungsvermögen, aber nicht nur im Fall der Heilung, sondern auch im Zusammenhang mit unserem Gehen und Laufen, das durch das Faszien-Jogging einen regelrechten Turboanschub erfahren hat.

Nun kann man ja Muskeltraining betreiben, kann sich zum Bodybuilder formen, dazu gibt es jede Menge Geräte und Übungen. Aber diese Faszien? Wie komme ich an die ran? Wo können die helfen? Wie verschaffen die mir ein paar Bonusjahre? Und vor allem – welches Prinzip steckt dahinter?

Ganz einfach: das Prinzip Schwung und Gegenschwung, denn nur so kann der Katapulteffekt der Sehnenfaszien mit in die Bewegung eingebracht werden, und der ist es dann, der dem Laufen wieder Leichtigkeit verleiht.

Ein bisschen konkreter, bitte schön.

Sie spielen Golf?

Eher Tennis.

Und was ist der wichtigste Schlag beim Tennis?

Natürlich der Aufschlag.

Der Aufschlag ist vom Ansatz her relativ einfach, man holt aus und schlägt dann den Ball. Was ist dabei wichtiger? Das Ausholen oder das Schlagen?

Na ja – beides ist gleich wichtig. Das eine funktioniert nicht vernünftig ohne das andere …

Beim Aufschlag gibt es eine Ausholphase, eine Schlagphase und eine Gegenschwungphase. Und dies entspricht perfekt dem Energiekonzept der Natur. Dieser Energietransfer verläuft praktisch wellenförmig, eingeleitet durch den Gegenschwung, bei dem die Muskel-Sehnen-Kette bis zu 140 Prozent Kraft auftankt, gefolgt vom Richtschwung, bei dem die Energie im Wellental aufgebraucht wird, transformiert in die Beschleunigung des Balls.

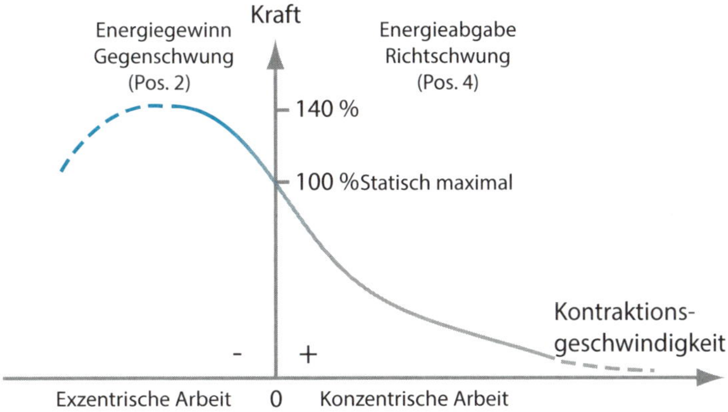


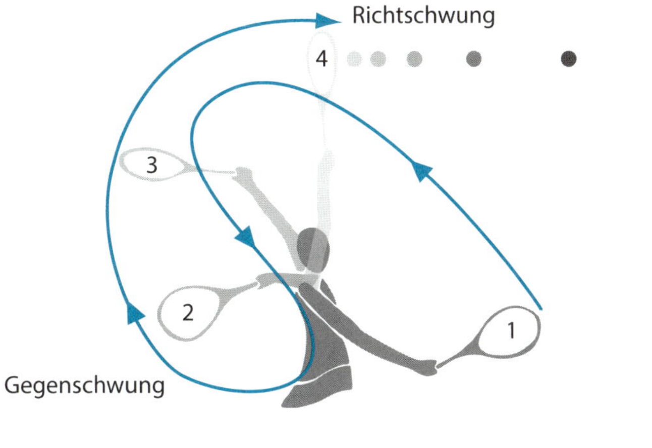


*Der typische Energieschub durch den Gegenschwung beim Tennisaufschlag.*

Und was genau ist dieses Energiekonzept?

Die Kraft, die dafür sorgt, dass Fische geschwommen und Vögel geflogen werden…

Ich denke, mit dieser Formulierung hätten die mit mir befreundeten Biologielehrer ihre Probleme.

Da müssen wir ein wenig in die Theorie gehen. Kennen Sie Viktor Schauberger?

Ich glaube, ich habe den Namen schon einmal gehört, ein österreichischer Naturforscher.

Genau – er ist übrigens in Ihrer Geburtsstadt Linz gestorben.

Dieser Viktor Schauberger war schon als Kind total begeistert vom Wasser, was – nebenbei erwähnt – dazu führte, dass er gleich mal vor lauter Neugier in einen Brunnen gefallen ist. Er wurde gerade noch rechtzeitig herausgezogen, weswegen er dann später eine Karriere unter anderem als Förster einschlagen konnte. Er hat aber auch die österreichische Regierung beraten, etwa beim Bau von Holzschwemmanlagen.

Und was ist spannend an Holzschwemmanlagen?

Die dienten dazu, Holz aus den Hochwäldern ins Tal zu befördern. Dazu baute man Wasserrinnen, in denen die gewaltigen Stämme zu Tal rauschen konnten. Das Problem war: Man verbrauchte allein für die Rinnen schon jede Menge von dem wertvollen Holz, das man natürlich lieber verkauft hätte. Und noch ärgerlicher – die Holzstämme verkanteten sich dauernd, blieben hängen, zerstörten die Rinnen. Und da kommt jetzt

Ihr Landsmann Schauberger ins Spiel, denn der hat sich überlegt, wie man diesen Transport verbessern könnte.

Und – hat er es geschafft?

Ja. Durch seine Tipps wurden die Transportkosten um 90 Prozent gesenkt. Und der Nebeneffekt: Die Holzrinnen hielten deutlich länger.

Respekt. Und was war der Trick dabei?

Sein Wahlspruch war: Erst kapieren, dann kopieren. Und daran hat er sich gehalten. Die Rinnen der Holzschwemmanlagen waren damals meist geradlinig, die Stämme sollten natürlich auf dem schnellsten und kürzesten Weg ins Tal stürzen. Schauberger setzte aber auf kurvenreiche Strecken, er orientierte sich dabei an den Flüssen, die, wenn man sie nicht begradigt, ihren Weg ja auch in vielen Schleifen suchen. Die Fachleute winkten ab – diese Idee kann nicht funktionieren, da waren sich alle einig. Aber durch die geschickte Einspeisung von Wasser in dieses System schaffte es Schauberger, dass die Stämme durch die Kurven rutschten, ohne zu stark an die Rinnenwände zu donnern oder, wie früher, dauernd zu verkanten und hängen zu bleiben. Diese Bewegung der Stämme nannte er »naturrichtig« im Gegensatz zu den »naturunrichtigen« Bewegungen, zu denen die Stämme vorher gezwungen wurden.

Und wie kann ich »naturrichtige« und »naturunrichtige« Bewegungen erkennen?

Schauberger unterscheidet in die »naturrichtigen« aufbauenden Kräfte, die widerstandslos, druck- und wärmefrei, implosiv, anziehend und zentral wirken. Im

Gegensatz hierzu stehen die »naturunrichtigen« Energiebewegungen, die Widerstände erzeugen, druck- und wärmeerzeugend sind, explosiv, abstoßend und zentrifugal wirken. Schlecht für uns: Genau nach diesem unrichtigen Prinzip arbeiten Maschinen, Motoren, Turbinen, Heizsysteme, so arbeitet die Atomkraft, und der Mensch hat sich über Jahre einseitig diesen technischen Vorgaben angepasst und dabei den naturrichtigen Gegenschwung praktisch vernichtet! Bei dieser Energieerzeugung wächst der Bewegungswiderstand im Quadrat zur Beschleunigung!

Kann man das auch einfacher sagen?

Ich nenne das Prinzip gern die »Lebensspirale«, in der die Zug- und Druckkräfte durch Gegen- und Richtschwung ausgewiesen sind. Es wird Sie überraschen, aber eine der häufigsten Erscheinungen in der Natur ist die Spirale! Vom Schneckenhaus bis zur Galaxie, überall finden sich Spiralen, sogar im menschlichen Ohr. Bei der Spirale vergrößert sich der Abstand vom Mittelpunkt mit jeder Umdrehung um den gleichen Faktor. Das ist der Rhythmus der Gegensätze, die ein natürlicher Fluss in seinem Mäandern erfährt, das Auf und Ab der Wellen in einer Brandung, der spiralförmige Aufbau

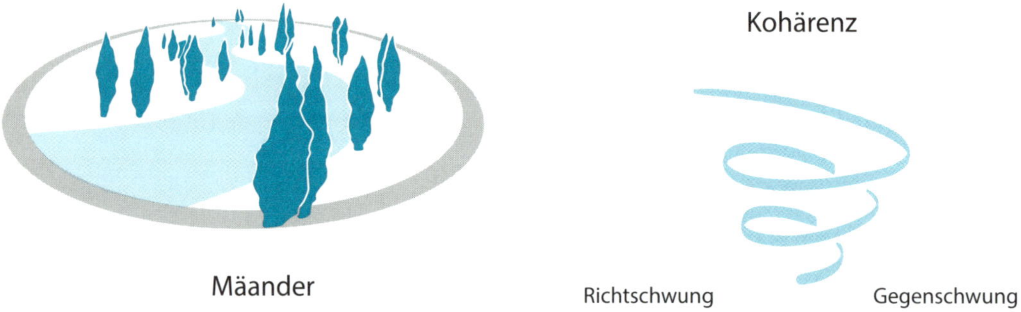


*Die Lebensspirale in ihrem Wechselspiel der Gegensätze zwischen Richt- und Gegenschwung, dem Mäandern eines natürlichen Flussverlaufs entsprechend.*

eines Baums ebenso – und jetzt kommen wir wieder zu unseren Bonusjahren – wie das Herz in seiner Arbeitsweise im Muster der Herzfrequenzvariabilität.

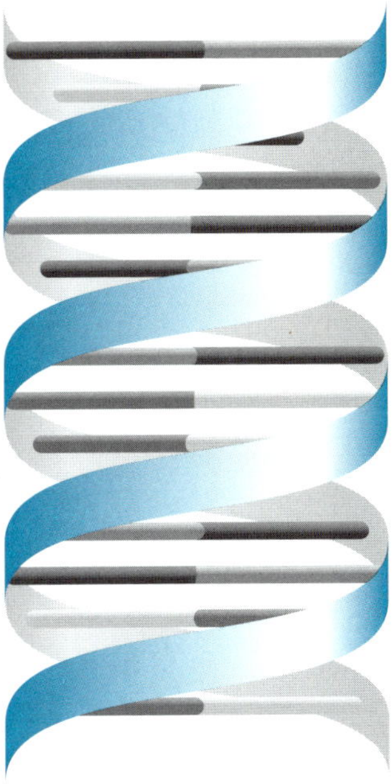

*Auch die DNA, die menschliche Erbsubstanz, wird durch eine Spirale geprägt.*

Das ist wirklich interessant, das mit der Spirale. Ich habe einmal für meine Reihe *Die stillen Stars* den britischen Nobelpreisträger Francis H. C. Crick in seinem Labor besucht. Wissen Sie, was er auf seinem Schreibtisch hatte? Eine Spirale. Den Medizin-Nobelpreis bekam er ja zusammen mit Maurice H. F. Wilkins und James D. Watson für die Entschlüsselung der Desoxyribonukleinsäure, DNA, der menschlichen Erbsubstanz. Und da sind die Atome in zwei ineinandergreifenden Spiralen verbunden. Diese Spirale auf dem Schreibtisch hat mich sehr beeindruckt, muss ich sagen.

Und der Nobelpreisträger selbst – wie war der? Hat er Sie auch beeindruckt?

Total. Die drei Nobelpreisträger wurden ja oft als Chaoten belächelt. Als sie versuchten, eine erste wissenschaftliche Schrift über ihre Entdeckung dieser doppelten Spirale an der Harvard-Universität zu veröffentlichen, wurde das abgelehnt. Zum ersten Mal in der Geschichte der renommierten Universität, dass so etwas passiert ist. Den Gelehrten war die Schrift zu banal. Ich habe Professor Crick am Salk Institute in Kalifornien interviewt, da versuchte er, das »Wesen des Geistes« zu erforschen. Er gab mir viel mehr Zeit als geplant, musste dann aber doch weg – in die Kirche, eine Rede halten. Mir gab er den Schlüssel und sagte, ich solle nur ordentlich abschließen. Dann war er weg. Und ich und mein Team standen in einem Labor voller geheimnisvoller Essenzen, hochgiftiger Flüssigkeiten und mysteriöser Chemikalien. Wahrscheinlich hätten wir halb Amerika vergiften können mit diesem Zeug. Den Geist hat er übrigens nicht mehr abschließend erforschen können, er ist 2004 gestorben. Seine Erkenntnis: Die Menschen, hat er einmal gesagt, seien nicht mehr als »die Ansammlung von Nervenzellen und ihren Molekülen …«.

... und die Spirale das Maß aller Dinge.

Das Energiekonzept, durch das die Fische »geschwommen« werden, haben Sie gesagt.

Genau, das ist die Energie des Lebens, die überall in der Natur anzutreffen ist, in der Erde, in den Pflanzen und Tieren ebenso wie im Organismus des Menschen. Überlegen Sie mal: Wie schaffen es die Lachse auf ihrem langen Weg, entgegen stärkster Gegenströmung reißende Wasserfälle zu überwinden?

Keine Ahnung, ich war noch nie ein Lachs …

Sie verdanken es ihrer perfekten slalomartigen Spiralbewegung, und das, ohne schnell müde zu werden. Dabei nutzen die Fische in ihrem Pendelantrieb – der übrigens aus dem ganzen Körper kommt – die zahlreichen Wasserwirbel. In diesen Wirbeln treten zentrifugale Kräfte auf, die den Lachsen quasi als »Sprungbrett« dienen, sodass sie sich von Wirbel zu Wirbel im Wasser regelrecht durchhangeln können. Auf ihrer langen Reise sind die Lachse nicht einmal auf zusätzliche »Energieriegel« angewiesen … Ähnlich verhalten sich auch die Vögel auf ihren langen Flügen in die Winterquartiere, sie erzeugen mit den aufgefächerten Außenseiten der Flügel ganze Wirbelketten als spiralförmige Turbulenzen, die den tierischen Frontalantrieb ergänzend unterstützen. Für viele Arten, wie zum Beispiel die Wildgänse, ist außerdem das Windschattenfliegen, analog zum Windschattenfahren bei der Tour de France, üblich, das macht sie nicht nur schneller, sie sparen dabei auch viel Energie. Und dass sich die Tiere in ihrer Führungsarbeit ständig ablösen, ist für sie eine Selbstverständlichkeit.

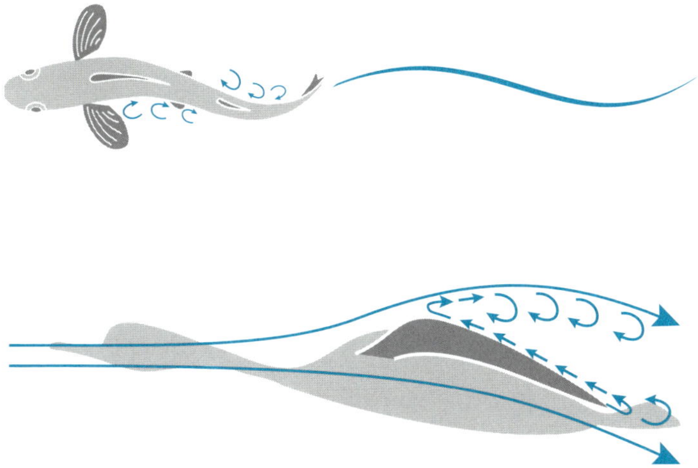

*Die Fische im Wasser und die Vögel in der Luft nutzen zum Antrieb die Spiralspur sowie Wasser- und Luftwirbel.*

Und wie können wir diese Erkenntnisse jetzt für uns persönlich nutzen?

Dieses natürliche Bewegungsverhalten der Tiere wird von der logarithmischen Spirale mit ihrem Schwingungspotenzial zwischen Richt- und Gegenschwung bestimmt, wobei die seitlichen Schwingungen gegensätzlich in Raum und Zeit ausgerichtet sind. Das klingt jetzt ziemlich kompliziert, wichtig ist nur zu wissen, dass die Natur eigentlich immer zwei Pole braucht, was man auch Bipolarität nennt. So funktioniert Bewegung in der Natur – hin und her und rauf und runter im stetigen Wechsel. Wenn die Natur diese permanente Gegensätzlichkeit über Millionen Jahre erfolgreich praktiziert, dann muss das ja wohl einen Sinn haben. Und was macht nun der Mensch? Der kümmert sich nicht um das große Ganze, sondern nimmt sich nur einen kleinen Teil dieses Schwingungsmusters heraus und verdichtet den auch noch auf eine pfeilgerade Dynamik, die auf schnellem direktem Weg ihr Ziel erreichen will, ohne Umschweife. In ihr gibt es nicht mehr die Zeit für den Gegenschwung, durch den jeder Richtschwung eigentlich eingeleitet werden sollte, analog zu den natürlichen Druck- und Zugkräften in der Natur, von denen Schauberger spricht. Vereinfacht gesagt: Wir machen keine kompletten harmonischen und natürlichen Bewegungen mehr, sondern nur noch kleine Bruchstücke davon. Und die oft immer gleich.

Was wir – nicht nur am Fließband – im Alltag tun, entspricht einer ewig gleichen Wiederholung von

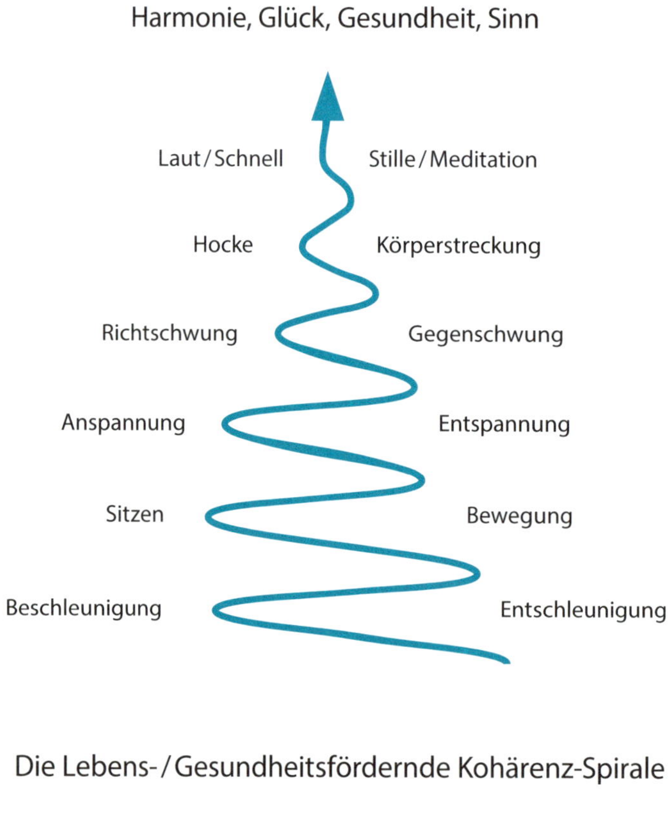


*Der Wechsel von Richt- und Gegenschwung mit geringen Veränderungen, weil es in der Natur die originalgetreue Wiederholung nicht gibt.*

Handlungen. Das gibt es aber in der Natur nicht, die kennt die Wiederholung des Gleichen nicht, sondern lässt sich immer neue Variationen einfallen – kein Mensch gleicht exakt dem anderen, kein Tier, kein Regen, kein Frühling, immer gibt es abgewandelte Varianten, nie exakt das Gleiche. In dieser Spirale sind die seitlichen Schwingungsarme annähernd deckungsgleich nach Raum und Zeit geordnet, aber nie zu hundert Prozent identisch, wie es für alle Wachstumsprozesse in der Natur gilt. Hingegen gibt es die Wiederholung des Gleichen in einem absolut geordneten System, zum Beispiel in der Musik, wenn bestimmte Akkorde originalgetreu wiederholt werden, um dadurch deren Wirkung zu steigern, wie das für meditative Musik typisch ist..

Na ja, aber so ein Lachs – schwimmt der nicht immer gleich? So viele Möglichkeiten sehe ich da gar nicht.

Und ob. Zwar bewegen auch unsere Lachse und Wildgänse ihre Antriebsorgane in ständiger Wiederholung zwischen Richtschwung und Gegenschwung, ihre Bewegungsamplituden ändern sich jedoch dauernd, dafür sorgen allein die vielen Turbulenzen sowohl in der Luft als auch im Wasser, worauf die Tiere mit ihren Flossen und Flügeln unterschiedlich reagieren müssen. Sogar das menschliche Herz verändert sich in seiner Schlagfolge permanent, die Medizin spricht hier von der »Herzfrequenzvariabilität des gesunden Herzens«, die bedeutet, dass kein leistungsstarkes Herz absolut rhythmisch schlägt, sondern sich von Schlag zu Schlag kleine Variationen einfallen lässt.

Also ist das unregelmäßige Schlagen des Herzens ein gutes Zeichen?

Genau, denn nur im Krankheitsfall und unmittelbar vor dem Tod schlägt das Herz in einem punktgenauen Rhythmus. Das gesunde Herz kennt nicht die Wiederholung des Gleichen, es gehorcht dem archaischen Rhythmus und lässt sich immer den Spielraum einer bestimmten Variabilität offen.

Aber warum? Welchen Sinn hat diese Variabilität? Was würde denn passieren, wenn unser Herz immer im absolut gleichen Rhythmus schlagen würde? Was, bitte schön, hat sich die Natur dabei gedacht?

Also, eine punktgenaue, absolut geordnete Herzschlagfolge würde die materiellen Vehikel im Blut, die roten und die weißen Blutkörperchen, schnell verklumpen lassen, und Stauungen durch Thrombosen wären die Folge, analog zum Stau auf der Autobahn. Nur die variable Herzschlagfolge sorgt dafür, dass die eingeschlossenen materiellen Teilchen im Serum gleichmäßig verteilt werden, und nur so kann ein störungsfreier Blutstrom erreicht werden. Würden wir in unserem täglichen Rhythmus die Arbeitszeiten variabel gestalten, also nicht die Mehrzahl der Menschen punktgenau ihr tägliches Werk beginnen und enden lassen, würden uns die lästigen Staus auf den Straßen erspart bleiben.

Kann ich das so zusammenfassen? Die Natur wiederholt sich auf ihre ganz besondere Weise. Es gibt zwar immer Ähnliches, vielleicht sogar sehr Ähnliches, aber nie das genau Gleiche. Und eine Bewegung braucht immer auch eine Gegenbewegung, um »natürlich« zu sein. Wenn wir das berücksichtigen, handeln wir »naturrichtig«?

Ja. Es ist ja ganz einfach, die Natur lebt es uns vor, denn alles fließt, alles ist in wechselnder Bewegung. Da kann es kein Innehalten geben, jeder Stillstand ist der Anfang vom Ende, der Beginn einer Krankheit oder des gänzlichen Versagens. Das meint übrigens das berühmte *panta rhei* (griechisch: »alles fließt«), wonach unser Sein eine ewige Bewegung ist, ein Kommen und Gehen, in dem nur der Wandel das Beständige ist. Oder volkstümlicher ausgedrückt: »Wer rastet, der rostet.« Das bedeutet für uns: Immer dasselbe macht dumm und krank, auf den richtigen Mix im Leben kommt es an.

Aber leben denn nicht die meisten Menschen nach diesem Mix-Prinzip?

Leider nicht. Vor allem nicht wir Deutschen mit unserem Hang zur Ordnung. Wir handeln betont zielorientiert. Jeder will ständig das Gleiche, vieles ist ja genau darauf ausgerichtet. Fließbänder verlangen die immer gleiche Bewegung, Arbeitsabschnitte werden so weit automatisiert, dass Menschen mit der immer gleichen Bewegung immer den gleichen Arbeitsschritt machen, der ist wie der davor und der danach. Das wirkt sich auf alle Lebensbereiche aus und kreiert so merkwürdige Phänomene wie die Rushhour am Morgen oder am Abend als Folge, dass die Arbeit für die meisten Menschen im geordneten Rhythmus zu einer bestimmten Zeit beginnt und auch wieder endet. Oder nehmen wir die Schulferien, wenn die zum Beispiel im dicht besiedelten Nordrhein-Westfalen beginnen, nehmen an diesem Tag die Staus auf der Autobahn kein Ende.

Na ja, die wollen halt alle schnell weg …

Auf diese Weise entsteht auch das Hochwasser, das will ja auch schnell weg. Denn wir haben das Wasser schnell gemacht durch die Begradigung der Flüsse und die Vernichtung ihrer schwungvollen Mäander. In dieser konstanten Strömung gibt es keine Wasserwirbel mehr, die Strömung schießt ungebremst der Mündung entgegen und überschwemmt dabei ganze Landschaften. Das gleiche Los droht übrigens unseren Arterien bei der Arteriosklerose, die Arterien werden ebenso kanalisiert wie die Flüsse, die Arterienwand erstarrt, der Blutdruck steigt, und der Herzinfarkt droht. Die Aorta macht plötzlich Probleme – eigentlich arbeitet diese schwingende Hauptschlagader nach dem »Windkessel-Prinzip« und kann jeden Blutschwall auffangen, indem sie einfach ihre Wand erweitert, und in diesem Pumpmechanismus wird dann das Blut weitertransportiert, die Wand zieht sich ganz einfach wieder zusammen. Bei der Arteriosklerose wird dieser »Windkessel« zerstört, und das Herz muss die doppelte Arbeit leisten.

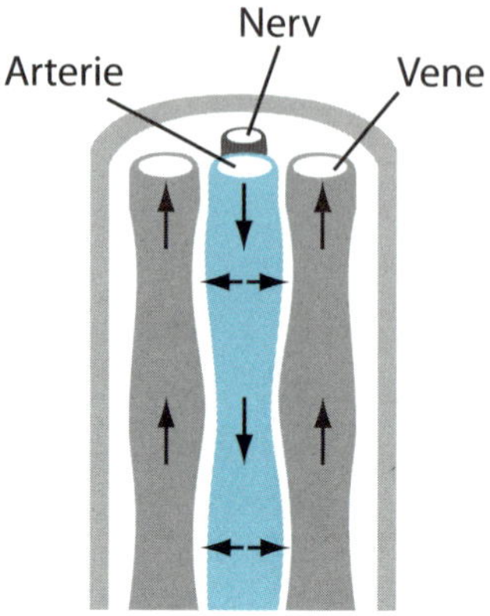


*Der Windkessel der Aorta, eine Sonderform des Gegenschwungs, durch den die Herzarbeit nachhaltig unterstützt wird.*

Das habe ich verstanden – kanalisierte Flüsse führen zu Hochwasser, verkalkte, starre Arterien zu Bluthochdruck! Bedrohungen dieser Art prägen unseren Alltag. Und wie können wir jetzt präventiv handeln, worauf müssen wir achten?

Der Mensch ist so alt und so leistungsfähig, wie seine Arterien elastisch sind! Das postulierte schon der berühmte Heidelberger Internist Prof. Gotthard Schettler (1917–1996) vor Jahrzehnten. Wenn Sie Ihren Gesundheitsstatus exakt kontrollieren wollen, so empfehle ich Ihnen die Messung Ihrer Pulswellengeschwindigkeit. Gesunde, elastische Arterien weisen eine verminderte, kranke, verkalkte Arterien eine beschleunigte Geschwindigkeit auf.

Die Natur macht es uns wieder einmal vor, und das mit einer Erfahrung über Millionen von Jahren, und sie ist damit unser bester Lehrmeister.

Die Natur hat ja auch unendlich viel Zeit. Auch viel Zeit, um kleine Fehler zu kaschieren.

Das geht manchmal schneller, als man ahnt – denken wir allein an den Vulkanausbruch des St. Helena in Alaska vor circa 30 Jahren. Meilenweit war die Region durch Schutt und Asche im Chaos versunken, Biologen waren verzweifelt und gingen davon aus, dass hier jegliches Leben bis auf Weiteres unmöglich sei. Aber bereits heute ist diese Wüste wieder eine blühende Landschaft, die Hirsche, die Rehe, alle sind sie zurückgekehrt, und damit wird die gewaltige Erneuerungskraft der Natur belegt, wie sie die Exponentialfunktion in der logarithmischen Spirale beweist. Der gewaltige Wachstumsschub der Natur wird in der logarithmischen Spirale durch die Verdopplung des Win-

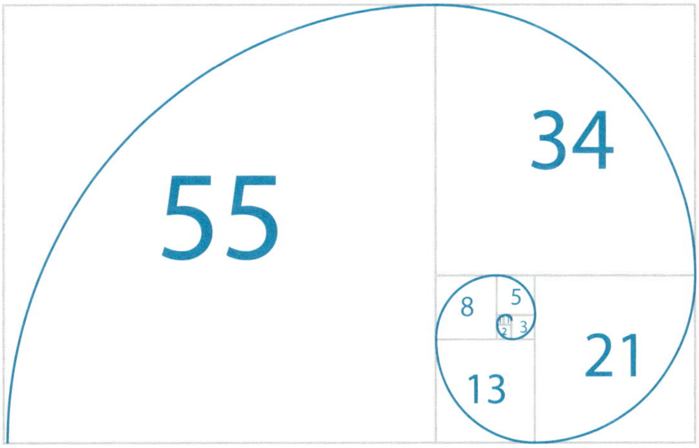


*Das wirksamste Energiekonzept der Natur ist die logarithmische Spirale, sie steht gleichermaßen für Wachstum und Schönheit nach dem Goldenen Schnitt.*

| | | | | | | | |
|---|---|---|---|---|---|---|---|
| Linear | 1 | 2 | 3 | 4 | 5 | 6 | 7 |
| Fibronacci | 1 | 2 | 3 | 5 | 8 | 13 | 21 |

dungsabstands ausgedrückt, in Zahlen entsteht so die Fibonacci-Reihe, die im Gegensatz zu unserer linearen Reihe praktisch explodiert, ausgelöst durch die jeweilige Addition der beiden vorhergehenden Zahlen. Das größte Wunder sind jedoch die Forellen, die wieder in den Flüssen anzutreffen sind, und keiner weiß, welchen Weg sie geschwommen sind.

... oder geschwommen wurden!

Auch hier gilt wieder das Prinzip der logarithmischen Spirale in ihrer Wechselbeziehung zwischen Richt- und Gegenschwung. So überspringen die Forellen nicht nur gewaltige Wasserfälle, sondern auch alle Barrieren, die dieser Schicksalsvulkan errichtet hat, und allein dieses Wunder des Mount St. Helena kann uns in unserer Gegenwart nicht abreißender Schreckensmeldungen immer wieder Hoffnung geben.

Bleiben wir noch ein wenig bei der Elastizität. Wovon hängt die genau ab?

Bewegung lebt von der Elastizität, und – wie gesagt – jeder Schwung lebt von seinem Gegenschwung. Das haben wir ja schon im Zusammenhang mit dem Tennisspielen besprochen. Natürliche Bewegungsabläufe werden immer von einem Gegenschwung eingeleitet, der die notwendige Energie bereitstellt. Das ist das erste Gebot eines Impulses, der wirkungsvoll sein Ziel erreichen soll. An dieser Vorgabe kommt kein Mensch vorbei, das weiß jedes Kind: Wenn es seinen Ball in die Luft wirft ohne diesen Schwung des Ausholens, wird es kein toller Wurf werden. Auch der Peitschenknall ist auf diesen Gegenschwung angewiesen, denn erst im Moment der Richtungsänderung explodiert laut hörbar dieser typische Bewegungsvorgang.

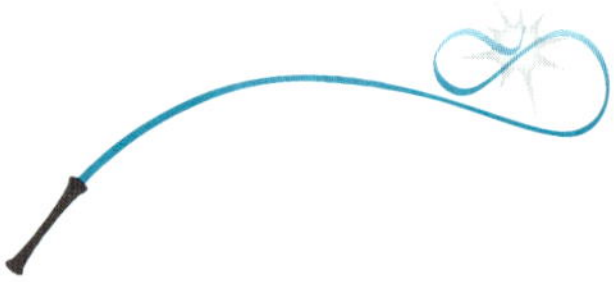

*Richt- und Gegenschwung beim Peitschenknall, ein explosiver Energiesprung.*

Just an diesem Punkt aber beginnt das Kardinalproblem unserer Zeit. Wie gesagt, wir versuchen, den Gegenschwung aus all unseren Arbeitsvorgängen zu eliminieren, koste es, was es wolle, und wenn dabei auch die Gesundheit draufgeht. Plötzlich finden wir den Menschen, der ja eigentlich ein hochspezialisiertes Laufwesen ist, sitzend, wie das Kaninchen vor der Schlange, vor einer Vielzahl unterschiedlichster Maschinen. Die Hand ist praktisch nur noch der verlängerte Hebel technischer Geräte, wie bereits berichtet. Bei dieser monotonen Arbeit wird nur noch zielorientiert vorgegangen, ein Vorgang, der mit Energieabgabe verbunden ist, wie die folgende Abbildung zeigt, wobei diese frontorientierte Monotonie der Arme nur durch wiederholtes Gegenschwung-Stretching ausgeglichen werden kann.

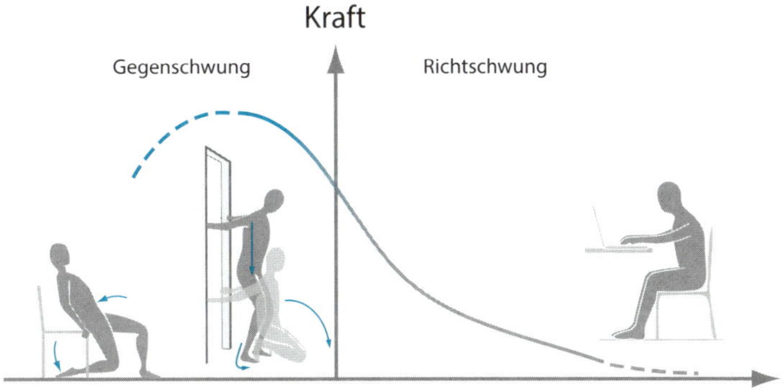


*Energieverlust bei Sitzarbeit, wiederholter Energiegewinn beim Kreuzhang- und Storchenbein-Ritual.*

Das leuchtet ein. Das heißt, wir sollten eigentlich zu nahezu allen Bewegungen, die wir ausführen, eine Gegenbewegung finden.

Genau, denn eine Arbeit ohne Gegenschwung ist der Beginn einer prägenden Dysbalance, eines schmerzhaften Ungleichgewichts, das oft in den oberen Extremitäten, also in den Armen, Schultern und Händen, beginnt, dann direkt den gebeugten und gebeutelten Rücken mit einbezieht. Es kommt zu einer Körperhaltung, die den

Menschen durch einen gravierenden Elastizitätsverlust so richtig in die Zange nimmt, die »Brustbeinbelastungshaltung«. Dabei muss man wissen, dass der Oberkörper mit den Schultergelenken eine sehr leicht verschiebbare Bewegungseinheit ist. Aus gutem Grund spricht man von dem »Schultergürtel«, einem verstellbaren Hosengürtel vergleichbar, weil die Schultergelenke – anders als zum Beispiel die Gelenke im Becken – nur locker in dieser Gelenkeinheit eingebunden sind. Das heißt, es kann schnell passieren, dass sie sich nach vorn verlagern, und durch diese Vorverlagerung wird der Mensch im Lauf seines Lebens regelrecht in eine Zwangsjacke gezwungen.

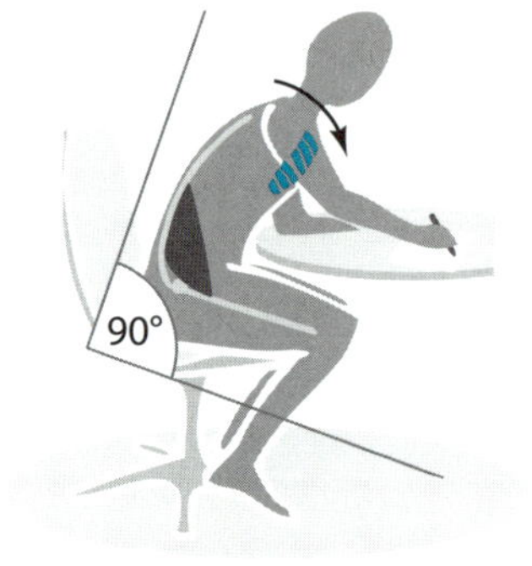

*Lange Sitzarbeit krümmt den Menschen, ausgedrückt durch die Brustbeinbelastungshaltung.*

Das kann ich nachvollziehen. Aber was kann man jetzt vorbeugend tun, um diese ganzen Überlastungs- und Fehlhaltungen zu vermeiden? Was erspart uns im besten Fall Schmerzen oder gar eine Operation? Da ist doch der Präventionsspezialist gefragt…

Genau: Prävention statt Operation lautet das Gebot der Stunde – besonders bei diesen häufigen Kompressionssyndromen der oberen Extremitäten!

Wenn der Mensch schon bei seiner Arbeit auf den energiefördernden Gegenschwung verzichten muss, dann ist er gut beraten, dieses Defizit durch spezielle Übungen zu ersetzen. Ich nenne das »Gegenschwung-Stretching«. Das machen wir aber nicht nur einmal täglich, sondern häufiger, solange die Belastung eben andauert. Dieser wiederholte und tägliche Ausgleich ist die beste Vorsorge, um Operationen zu vermeiden.

Wie häufig sollte ich dann dieses »Gegenschwung-Stretching« machen?

Bei anhaltender Arbeit im Zwei-Stunden-Rhythmus, wobei jeweils 10 bis 20 Sekunden pro Dehnung ausreichend sind. Das ist das Gebot der Stunde! An allen Arbeitsplätzen! Denn man muss Folgendes wissen: Wird die Arbeit nach der Ausgleichsdehnung kontinuierlich fortgesetzt, so hat die Muskel-Sehnen-Kette nach 90 Minuten wieder ihre maximale Spannung erreicht, wie eine schwedische Sportstudie schon vor Jahren nachweisen konnte.

**Dynamisches Gegenschwung-Stretching im Zwei-Stunden-Rhythmus ist das Gebot der Stunde an allen Arbeitsplätzen!**

Oh je, das wird ja schwer durchzuhalten sein. Reicht nicht alle drei Stunden? Und was mache ich da? Wie muss ich mich bewegen? Welche Übungen sind wichtig?

Beim Elastizitätstraining erleben wir momentan einen regelrechten Paradigmenwechsel, weg vom Muskel und hin zu den Sehnen und Faszien, über die wir ja vorhin gesprochen haben. Nach meiner chirurgischen Erfahrung war mir schon lange klar, dass der eigentliche Schwachpunkt in der Muskel-Sehnen-Kette nicht der Muskel, sondern die Sehne ist. Aus gutem Grund ist daher die moderne Handchirurgie eine Sehnen- und keine Muskelchirurgie. Den Muskel braucht man, wie gesagt, operativ kaum zu behandeln.

Weil er schon gut mit Sauerstoff versorgt ist?

Exakt. Aufgrund seiner guten Durchblutung. Aber die rupturierte, also gerissene Sehne, die hat keine Möglichkeit der Eigenheilung, und jede Verletzung ist hier weitaus dramatischer. Da müssen wir aufpassen, und deshalb ist Stretching primär wichtig für die Faszien-sehnen und nicht so sehr für die Muskeln! Beim neuen Faszien-Stretching ist daher nicht mehr die Ruhe des

Stillstands angesagt, sondern dynamisch schwingende, vibrierende Bewegungen, die dann die längenerweiterte Sehne erreichen, oder wenn in der Dehnungsstellung die regionalen Muskeln exzentrisch angespannt werden.

Da hatte man früher aber noch ganz andere Vorstellungen – und teilweise auch heute noch!

Ich weiß. Aus Sicht der Neurophysiologie hat die Medizin beim Stretching praktisch drei Perioden durchlaufen.

Es begann mit der Turnvater-Jahn-Gymnastik in der Hasenheide in Berlin. Das war so eine ruckartige Schleudergymnastik, die natürlich sehr verletzungsanfällig war. Schuld daran waren die Muskelspindeln, die eigentlich den Dehnungszustand der Muskulatur erfassen sollen. Die reagieren besonders empfindlich auf ruckartige Bewegungen und lösen sofort eine Muskelanspannung aus. Die läuft aber dummerweise dem jeweiligen Impuls genau entgegen, sodass es zu Zerrungen und Rissbildungen kam.

Als Antwort kam mit dem Amerikaner Bob Anderson das statische, bewegungslose Stretching, weil man durch solche verlangsamten Bewegungen diese übereifrigen Muskelspindeln quasi ausschalten kann, um so das Gelenk weiter öffnen zu können – und das praktisch störungsfrei.

Diese Periode endete allerdings mit den Erkenntnissen durch mobile Ultraschallgeräte, die vor allem die Japaner einsetzten. Die haben vor Ort die Wirkung des Stretchings kontrolliert. Und was stellten sie fest? Die Wirkung des statischen Stretchings mit seiner Dehnung praktisch im Ruhezustand wird durch die flexiblere Substanz der Muskulatur verbraucht und erreicht kaum die Sehnen und Faszien, die aber vorrangig darauf angewiesen sind. Die angestrebte Längenerweiterung gelangte deshalb nicht an das Gewebe zwischen Muskel und Gelenk, wo sie aber dringend gebraucht wird, nämlich an die kraftübertragende Sehne, die bei Arbeit und Sport die meisten Verletzungen beziehungsweise Erkrankungen verursacht.

Diese Erkenntnis war dann die Geburtsstunde des dynamischen Stretchings, das praktisch durch den Gegenschwung eingeleitet und mit schwingenden, federnden Vibrationen ausgeführt wird.

Und wegen dieser schwingenden Bewegungen reden wir vom »dynamischen« Stretching?

Ja, denn dadurch werden speziell die Sehnenspindeln erreicht. Diese Sehnenspindeln, den Muskelspindeln als Nervenrezeptoren vergleichbar, reagieren aber nicht auf die Dehnung, sondern im Gegenteil auf Spannungen. Wenn sie eine Spannung wahrnehmen, lösen sie sofort eine zusätzliche Entspannung in den Sehnenfaszien aus, und die elastischen Fasern werden weit über ihre Grundlänge hinaus gedehnt. Dadurch wird dann in einem zweiten Schritt der Katapulteffekt ausgelöst, durch den die Muskelarbeit bis zu 50 Prozent unterstützt werden kann. So funktioniert dann auch das Faszien-Jogging, über das wir noch reden werden, das nämlich ist die neue Leichtigkeit des Joggings; praktisch schwerelos nach dem Motto: »Nur Fliegen ist schöner.«

Fazit: Jede Dehnungsposition beginnt zukünftig mit dem statischen Stretching, und aus dieser Ruhestellung des maximal geöffneten Gelenks heraus folgen dann die nächsten Schritte, dabei bieten sich zunächst drei Möglichkeiten an:

- Dynamische, schwingende, wiegende Bewegungen des Körpers vor und zurück.
- Wiederholtes Anspannen der gedehnten Muskeln um das gedehnte Gelenk herum, zum Beispiel sieben Mal in dynamischer Wiederholung oder über sieben Sekunden isometrisch, also in anhaltender Form.
- Spiralförmige Bewegungsabläufe, die praktisch dreidimensional an die Sehne herankommen. Denken Sie nur an die Steigerung des Weltrekords im Hochsprung durch den Fosbury-Flop, ein typischer Spiralsprung! Aber auch beim Kugelstoßen hat man diese neuen Erkenntnisse genutzt. Während man früher zielorientiert, linear nach vorn ausgerichtet war, nutzt man jetzt zusätzlich die Sehnen und Faszien durch die eingebaute Spiralbewegung, man beginnt den Wurf mit dem Rücken zur Zielrichtung, dann folgt die Körperdrehung, und die Rekorde wurden schnell verbessert analog zum Hochsprung.

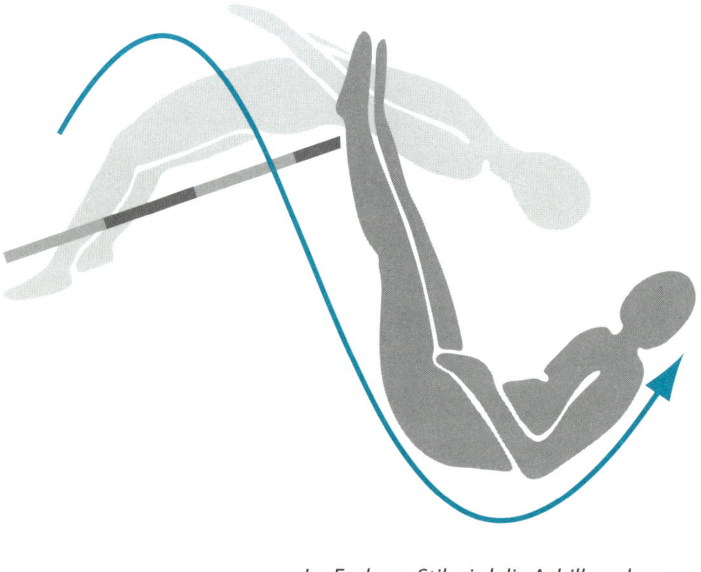

*Im Fosbury-Stil wird die Achillessehne spiralförmig und damit dreidimensional eingesetzt, so zündet der Katapulteffekt.*

Also das Prinzip ist klar – vieles ist im Ungleichgewicht, weil bei unseren Bewegungen der Gegenschwung fehlt. Woran merken wir das? Welche Symptome treten auf, welche Schmerzen spüren wir?

Die häufigsten Kompressionssyndrome der oberen Extremitäten sind:

- *Das Rotatorenmanschetten-Syndrom* an der Außenseite der Schultern. Das ist oft die Folge von seitlichen Überkopfbewegungen der Arme, wie Maler sie bei langen Deckenarbeiten ausführen. Es entsteht aber auch im Sport beim Brustschwimmen, beim Volleyball, Handball, beim Radfahren mit hohem Lenker.
- *Das Bizepsrinnen-Syndrom* an der Beugeseite der Schultern. Ursache: das Heben schwerer Lasten oder Kunstturnen.
- *Der Tennisellbogen*, spürbar an der Außenseite des Ellbogens bei der falschen Tennisrückhand, wenn der Ball aus dem Handgelenk und nicht aus der Schulter gespielt wird. Entsteht aber auch beim Bügeln und Fensterputzen.
- *Der Golferellbogen*. Schmerzen an der Innenseite des Ellbogens können durch einen falschen Abschlag beim Golf entstehen, sind aber oft auch auf ein falsches Kopfkissen zurückzuführen, wenn nachts der Arm unter dem Kopf liegt.
- *Das Supinator-Syndrom* an der Außenseite des Ellbogengelenks: Ein Außendrehmuskel kann einen Tennisellbogen überlagern.
- *Das Pronator-Teres-Syndrom* kann bei intensiver Handbelastung mit starker Innendrehung entstehen, zum Beispiel an einer schwergängigen Orgel oder am rechten Arm an der Querflöte.

- *Das Superficialis-Syndrom* (Faszienlücke) durch Druck an der Beugeseite des Unterarms. Wird auch als Honeymoon-Paralyse bezeichnet, wenn man die ganze Nacht den Kopf des geliebten Partners auf dem Arm liegen hat.
- *Das Karpaltunnel-Syndrom* und der *Schnappfinger*, die Tendovaginitis stenosans, an der Beugeseite des Handgelenks und in der Hohlhand, entstehen durch Überlastung, wie sie zum Beispiel eine falsch positionierte Computer-Tastatur hervorrufen kann.
- Die Sonderform des »*Schnappdaumens*« kommt immer häufiger vor. Er entsteht durch den Beugestress auf beide Daumen, wie er bei der Bedienung eines Smartphones ausgelöst wird.
- Häufig bei Männern ist die *Schrumpfung der Hohlhandfaszie*, die Dupuytren'sche Kontraktur, die nicht selten die Fingerstreckung deutlich behindert und von der Handchirurgie vorzugsweise mit der totalen Entfernung dieser Sehnenplatte beantwortet wird.

Viele Menschen arbeiten lange am PC, das bedeutet ja, dass dann auch viele Menschen von einem Karpaltunnel-Syndrom oder auch vom Schnappfinger betroffen sein müssten.

Das ist so. Es ist sogar eine neue Berufskrankheit entstanden: das »Mausklick-Syndrom«. Durch die falsche Belastung der Hände wird ein Nerv eingeklemmt. Das ist gegenwärtig die häufigste Erkrankung am Arbeitsplatz, die inzwischen in den Kliniken wie am Fließband operiert wird. Das Problem dabei ist, dass der wichtigste Handnerv, der Mittelhandnerv, in engen Kanälen einige Muskellücken passieren muss. Steht jetzt aber einer der Muskel unter einer chronischen Stressspannung durch die monotone Tastenposition am PC, so löst er lokale

Schmerzen aus, die nicht selten in totalen Funktionsstörungen enden können.

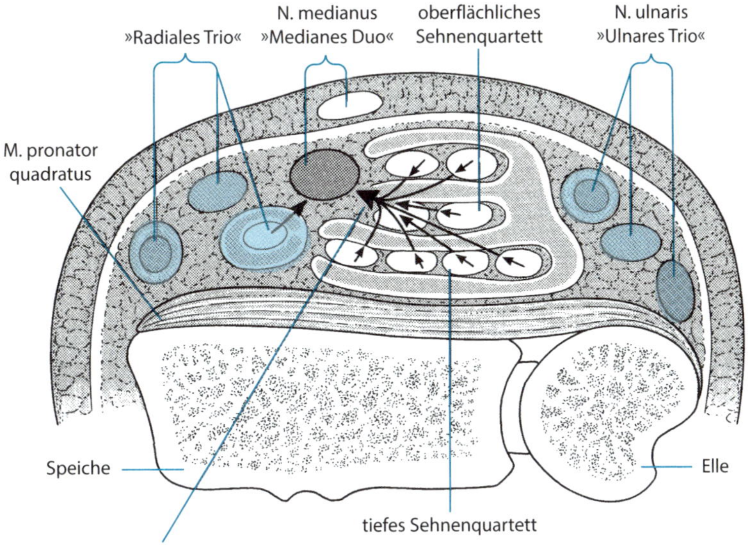


*Drucksteigerung auf den Mittelhandnerven durch Volumenzunahme und Verkürzung von neun Beugesehnen.*

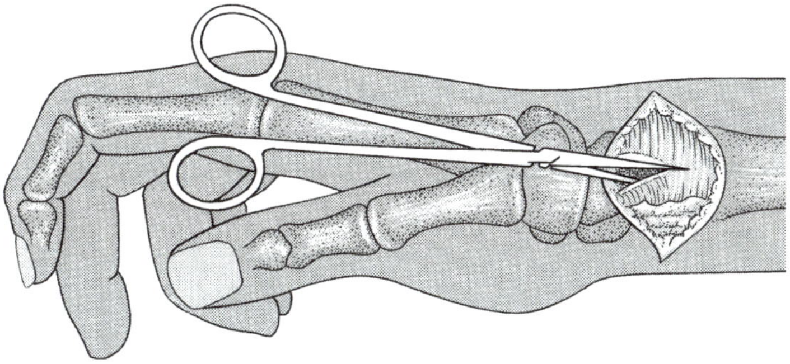

*Alle Beugesehnen der Finger müssen durch den engen Karpaltunnel, Blockaden bei Überbelastung in Tastenposition sind die Folge, der Chirurg sprengt lediglich die äußere Tunnelwand.*

Und wenn man nicht operiert? Heilt das von allein wieder?

Wenn man diese Anzeichen nicht ernst nimmt, kann es sogar zu Lähmungen kommen. Kennen Sie übrigens die älteste Berufskrankheit überhaupt?

Die hat sicher etwas mit dem Jagen zu tun …

Eher mit dem Militär. Schon unter Friedrich dem Großen im Siebenjährigen Krieg wurden Tambouren eingesetzt, um den Grenadieren Mut zum Angriff zu machen, der Beginn der Musiktherapie, wenn man so will. Die älteste Berufskrankheit ist deshalb die Trommlerlähmung an der Streckseite der Hand, ausgelöst durch das Hochreißen der Trommelschlegel mit den Daumen, und dabei kann die lange Daumenstrecksehne zerreißen, just an der Stelle, wo sie am stärksten abgewinkelt wird, vergleichsweise zu unserem Schnürsenkel in der Öse der Schuhbindung.

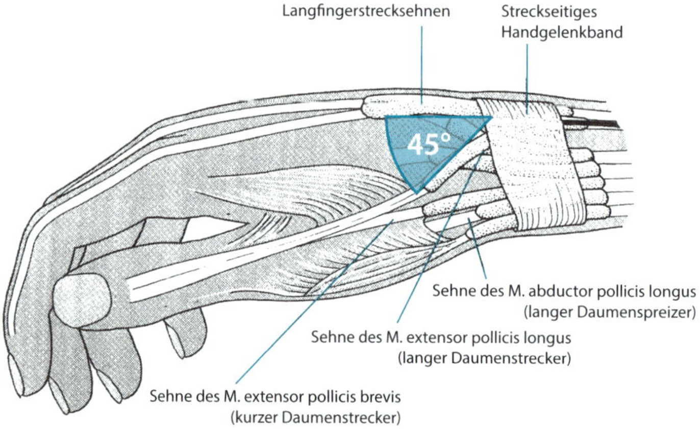


*Bei langem Trommeln kann es zur Ruptur der langen Daumenstrecksehne kommen.*

Durch den Durchriss der langen Daumenstrecksehne wurde der Daumen unbeweglich. Da das früher nicht geheilt werden konnte, wurden viele Betroffene zu Bettlern.

Heute kann man das doch sicher operieren?

Ja. Heute verlagert der Handchirurg die zweite Strecksehne des Zeigefingers auf den Daumen, und alles ist wieder gut. Nach meinem Vietnameinsatz habe ich einen Chirurgen auf Norderney vertreten und wurde beim Mittagessen von einer Schülerin bedient, welche die Teller recht merkwürdig in der Hand hielt. Darauf angesprochen, erzählte sie von einem Handgelenksbruch, den sie vor Jahren erlitten hatte. Die behandelnden Ärzte in Nordfriesland waren am Ende ihres Lateins. Ich habe sie daraufhin operiert, und sie war glücklich mit ihrem neuen Daumen, konnte wieder richtig greifen und auch die Teller halten, denn wie wir uns alle vorstellen können: Eine Hand mit eingeschränktem Daumen ist meist nur noch die Hälfte wert.

Also konkret: Welche Übungen helfen jetzt bei den Symptomen, die wir gerade besprochen haben?

Das dynamische Faszien-Stretching für die oberen Extremitäten.

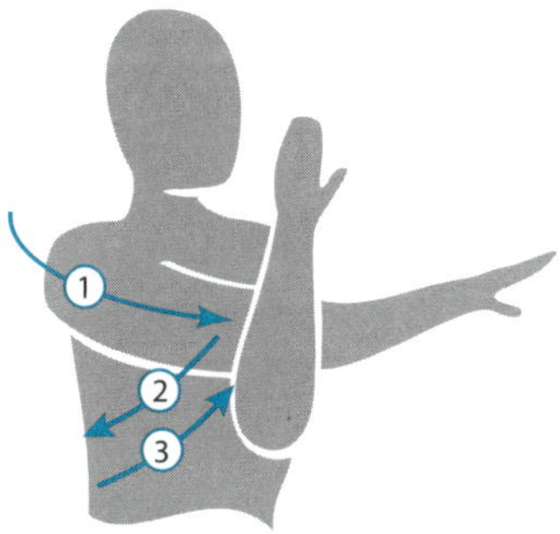


*Eine Dehnung der Rotatorenmanschette vor dem Körper kann umständliche Operationen vielfach ersetzen.*

**Rolatorenmanschetten-Degeneration**

So beugen wir zum Beispiel der angesprochenen Rotatorenmanschetten-Degeneration vor, die bei seitlichen Überkopfbewegungen entsteht: Deckenarbeiten, Volleyball, Handball, Brustschwimmen, Querflöte spielen (rechter Arm) usw.

Der rechte Arm wird maximal nach innen links vor den Körper verlagert, die rechte Hand – mit dem Daumen nach unten – nach außen gedreht. Der gebeugte linke Unterarm zieht von der Rückseite des rechten Oberarms den rechten Arm intensiv gegen die vordere Brustwand. Sieben Mal wiederholen: anspannen – lockern, anspannen – lockern. Kurze Pause und intensive Nachdehnung durch die verstärkte Zugkraft des linken Arms, der den rechten Arm jetzt stärker an den Körper heranziehen kann.

**Tennisellbogen, evtl. auch Supinator-Syndrom:**
Der gestreckte rechte Arm liegt auf dem überschlagenen rechten Bein in Höhe Ellbogengelenk. Die rechte Hand hängt locker nach unten, die linke Hand umgreift den rechten Handrücken und bringt die rechte Hand in maximale Beugestellung, dabei wird die rechte Hand nach innen gedreht (Pronation), und die linke Hand drückt betont gegen die Streckseite des rechten zweiten Mittelhandknochens (Grundgelenk rechter Zeigefinger). Sieben Mal Anspannung und Entspannung der Unterarmstreckmuskeln durch Druck der rechten Hand gegen die linke Hohlhand. Danach intensive Nachdehnung durch den verstärkten Druck mit der linken Hand, und das rechte Handgelenk kann weiter gebeugt werden.

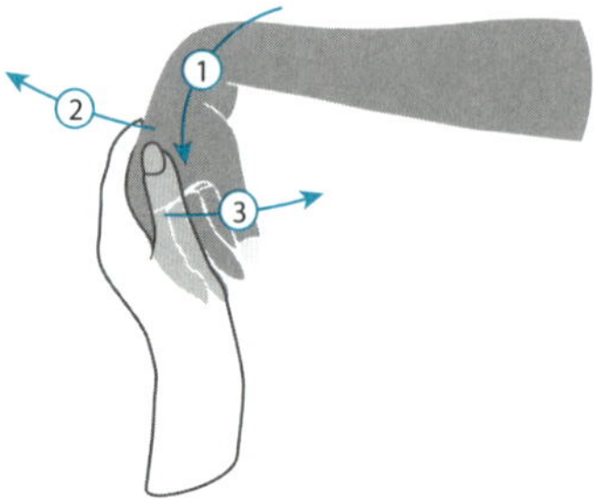


① Passive Dehnung
② Exzentrische Anspannung
③ Nachdehnung

*Dehnung gegen den Tennisellbogen, der auch bei monotonen Putzbelastungen auftreten kann.*

**Golferellbogen, Superficialis-Syndrom, Pronator-Teres-Syndrom, Schnappfinger-Syndrom, Dupuytren'sche Kontraktur:**
Die rechte Hand oder auch beide liegen flach mit maximal gestreckten und gespreizten Fingern auf der Tischfläche. Die Hand ist nach außen gedreht, der Daumen weist nach außen, die gestreckten Finger körperwärts. Jetzt führen Sie den Oberkörper mit den Schultern nach hinten bis zu dem Punkt, an dem der rechte Handballen sich von der Tischfläche abheben will. Sieben Mal spannen Sie jetzt die Fingerbeuger an, dabei drücken die Fingerkuppen gegen die Platte, anspannen – lockern, anspannen – lockern, oder Sie wippen mit dem Oberkörper vor und zurück. Danach intensive Nachdehnung der Hand, und Sie können jetzt das Handgelenk weiter öffnen.

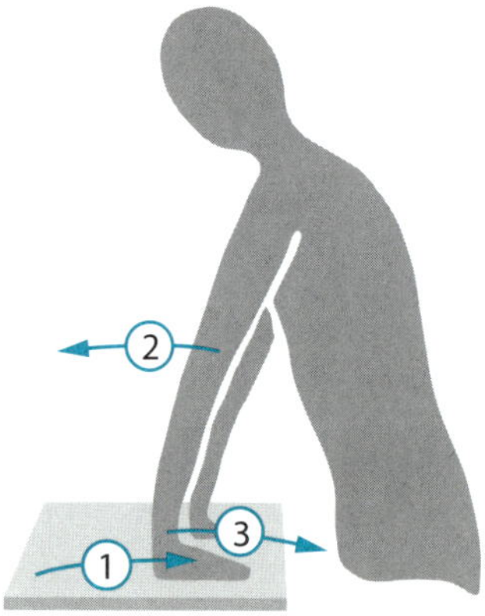


① Dehnung
② Anspannung
③ Nachdehnung

*Wiederholte Dehnung bei intensiven Beugebelastungen der Finger, besonders bei monotoner Tastenposition der Hände.*

Und wie beuge ich nun dem von Ihnen angedrohten »Smartphone-Schnappdaumen-Syndrom« vor?

Ganz einfach: Der gebeugte rechte Ellbogen liegt auf

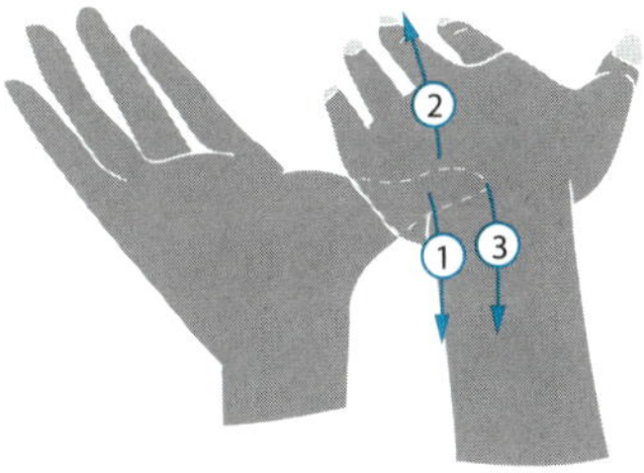


① Passive Dehnung
② Exzentrische Anspannung
③ Nachdehnung

*Typische Dehnung der Daumenbeugesehne bei intensivem Smartphone-Einsatz.*

dem übergeschlagenen rechten Knie oder auf der Tischplatte, das rechte Handgelenk ist extrem überstreckt, der rechte Daumen abgespreizt. Mit der linken Handfläche drücken Sie gegen die rechte Daumenkuppe, Sie überstrecken den rechten Daumen. Danach sieben Mal Anspannung durch Druck des rechten Daumens gegen die linke Hohlhand und dann intensive Nachdehnung des rechten Daumens durch den verstärkten Druck mit der linken Hand. Sie werden schnell feststellen, dass Sie bei diesem zweiten Dehnen den rechten Daumen weiter strecken können. In jedem Fall Wiederholung mit der Gegenseite.

Wie oft telefonieren Sie mit dem Handy?

Je nachdem. Schon recht oft, wenn ich es nicht wieder irgendwo vergesse …

Okay, dann sollten Sie diese Übung in jedem Fall alle zwei Stunden wiederholen!

Und jetzt die Frage: Was machen denn die Trommler gegen die »älteste Berufskrankheit der Welt«? Es gibt ja immer noch genug Schlagzeuger, die vielleicht diese Beschwerden bekommen.

**Die älteste Berufskrankheit überhaupt ist die Trommlerlähmung der Tambouren Friedrich des Großen oder Napoleons. Sie wird gegenwärtig abgelöst durch den Smartphone-Daumen, diesmal allerdings an der Beugeseite beider Daumen durch den intensiven Beugestress am Smartphone.**

Ja, besonders gefährdet sind die Drummer in einer Jazzband! Und Friseure. Die können nämlich auch die Trommlerlähmung bekommen – durch die einseitige Arbeit mit der Schere. Oder auch andere Musiker: beim Greifen der Oktaven an Klavier oder Orgel, aber auch beim Halten einer Klarinette mit dem abgespreizten Daumen.

Zur Vorbeugung: Der rechte Daumen wird maximal durch Beugung in die Hohlhand eingeschlagen. Die linke Hand drückt mit Zeige- und Mittelfinger gegen die Streckseite des rechten Daumens. Sieben Mal Anspannen des rechten Daumens durch Druck des Endglieds gegen den linken Zeige- und Mittelfinger. Danach intensive Nachdehnung durch den verstärkten Druck mit der linken Hand gegen die Streckseite des rechten Daumens. Wiederholung der Gegenseite.

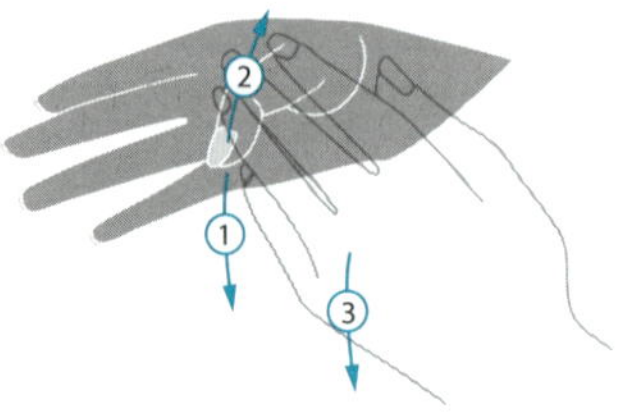


① Passive Dehnung
② Exzentrische Anspannung
③ Nachdehnung

*Dehnung der Daumenstrecksehne bei Trommlern, am Klavier oder an der Orgel.*

Fassen wir mal zusammen: Wir hocken Tage, Wochen, Jahre gebeugt mit nach vorn hängenden Schultern an unserem PC und fragen uns viel zu selten, was wir damit unseren Schultergelenken antun.

Dabei droht die krumme Brustbeinbelastungshaltung oder, schlimmer noch, ein Thoracic-outlet-Syndrom, bei dem ein ganzes Nervengeflecht (Plexus brachialis) unter Druck gerät, und das mit bedenklichen Folgen, denn die soeben geschilderten Kompressionssyndrome der Arme werden in der Regel durch eine Vorverlagerung der Schultergelenke provoziert. Sie können der Verkrümmung bei langer Sitzarbeit nur entgehen, wenn Sie wiederholt die Schultergelenke mit dem »Kreuzhang-Ritual« öffnen:

Sie stehen einen Schritt weit vor dem Türrahmen und legen die absolut gestreckten Finger in Schulterhöhe an die Innenblätter.

In der ersten Stufe intensivieren Sie die Schulterdehnung durch die leichte Kniebeuge. Jetzt spreizen Sie alle Finger, die Sie überstreckt von der Unterlage abheben, und dehnen die Finger- und Armbeuger sowie die beugeseitigen Schultermuskeln zur Korrektur der Brustbeinbelastungshaltung durch lange Sitzarbeit.

In der zweiten Stufe beziehen Sie die Rückendehnung mit ein und rutschen mit den Händen bei Einnahme der tiefen Hocke nach unten, die Knie nach vorn ausgerichtet, die Fersen fest am Boden und die Lendenwirbelsäule betont nach hinten gerundet. Sie erreichen die große Lumbalfaszie und die Achilles-

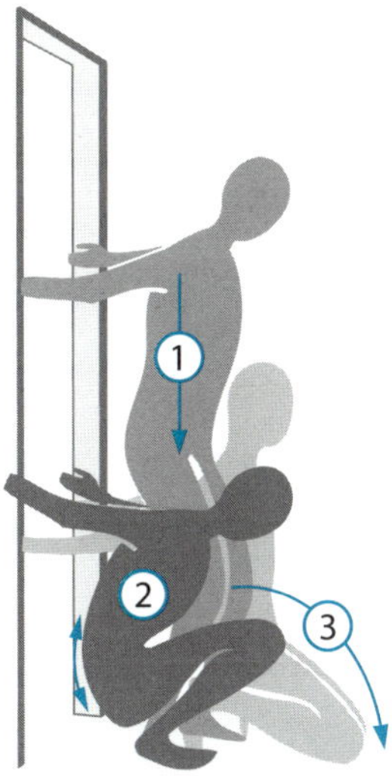


*Im Kreuzhang-Ritual komplexe Dehnung der Schultern, des Rückens, der Waden, der Achillessehnen und der gesamten Fußsohle mit den Zehenbeugern.*

sehnen, indem Sie bewusst mit dem Becken auf und ab wippen.

In der dritten Stufe verlagern Sie die Kniegelenke nach vorn auf den Boden, damit wird die Schulterdehnung weiter intensiviert und die Waden, Achillessehnen sowie die gesamte Fußsohle mit einbezogen, und das auch noch mit einer optimalen Wirkung gegen den Fersensporn. Beim dynamischen Faszien-Stretching pendeln Sie jetzt mit dem Oberkörper vor und zurück. Heben Sie die Fersen vom Boden ab und pendeln Sie mit den Kniegelenken vor und zurück, das ist die intensivste Form des Faszien-Stretchings für die Achillessehnen, die Fußsohlenfaszie gegen den Fersensporn und gegen die Krallenzehen, wenn Sie oft zu enge Schuhe tragen.

So bleiben wir elastisch: Elastizität ist das prägende Energiepotenzial der Natur, wie anfangs erwähnt, das die Menschen aus ihrer Bewegungsstarre löst. Also nicht die pure Kraft ist es, die der Natur ihre Stärke verleiht, Flexibilität und Elastizität sind es vielmehr, die das Überleben sichern. Denken Sie allein an die langen Kornhalme, die sich elastisch im Sommerwind hin und her wiegen. In letzter Zeit konnte ich eine Spinne in ihrem hoch elastischen Netz vor einem Fenster beobachten, und wenn Sie wissen, dass die Spinnenseide belastbarer ist als Edelstahl und dabei extrem flexibel, dann wird es Sie nicht wundern, dass selbst ein starker Wind dieses Gebilde nicht zerstören kann.

Nun bin ich viel im Auto unterwegs und kann mir nicht alle zwei Stunden einen Türrahmen suchen …

Trotzdem, bei langer Fahrt brauchen Sie mindestens eine komplexe Dehnungseinheit: Gegen den ständigen Faustschluss praktizieren Sie draußen am Auto die »Robbenflosse«.

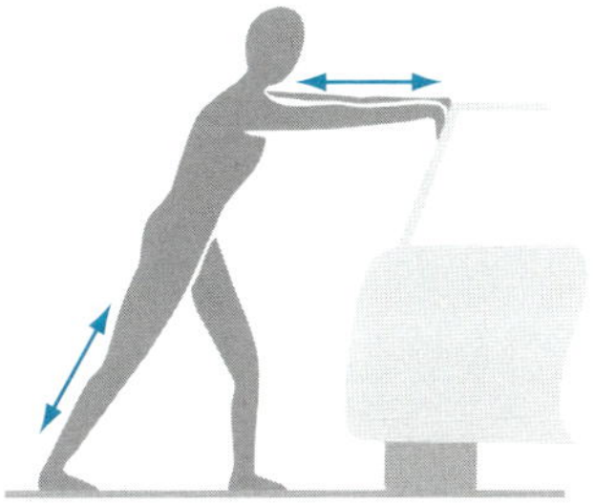

*Dehnung aller Fingerbeuger am Auto gegen den Beugestress der Hände am Lenkrad.*

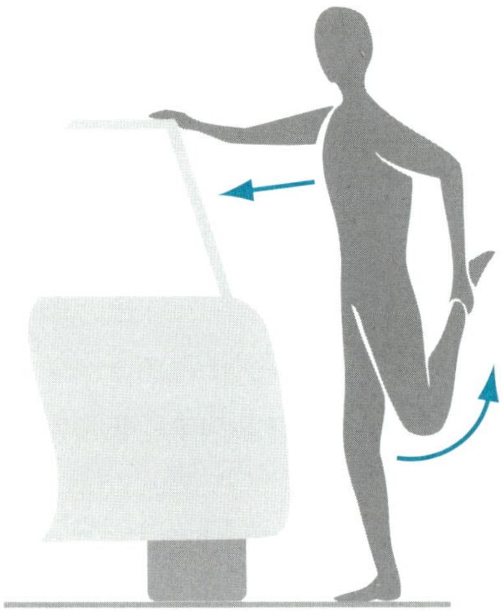

*Wiederholte Dehnung der Oberschenkel- und Hüftlendenmuskulatur im Storchenbein-Ritual.*

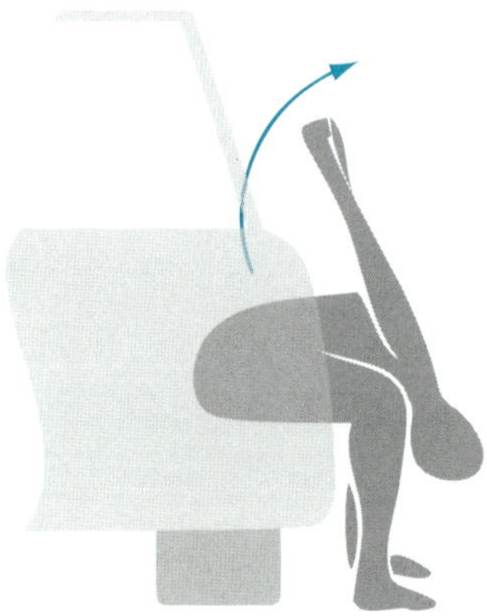

*Dehnung des Nackens und des Rückens im Kutschersitz, dabei werden zur Schulterdehnung die verschränken Arme hInten maximal nach oben geführt.*

Gegen die Rückenbeschwerden hilft die tiefe Entspannungshocke, diesmal als Kutschersitz praktiziert. Dabei sitzen Sie seitwärts bei geöffneter Tür, die Füße fest am Boden, und Sie versuchen, mit den Schultern die Kniegelenke zu erreichen, das entlastet nachhaltig den Rücken. Gleichzeitig falten Sie die Hände am Rücken und führen zur Dehnung der beugeseitigen Schultermuskeln beide Arme maximal nach oben. Sie sind optimal flexibel, wenn Sie hinten die 90-Grad-Stellung erreichen können, dabei haben die Männer in der Regel große Probleme. Beim dynamischen Faszien-Stretching wippen Sie jetzt mit dem Körper und den Armen vor und zurück .

Gegen die ständig gebeugten Hüftgelenke folgt das »Storchenbein-Ritual« im Stehen, es dient zur Entlastung der ständig im Sitzen geschrumpften Hüftlendenmuskeln. Wippen Sie in dieser Stellung mit dem Oberkörper vor und zurück

Stichwort »Elastizität«. Wo kriege ich die her? Wie sieht die aus? Was kann man da speziell für unsere Bonusjahre üben? Wie können wir den Rollator in der Ecke lassen?

Physikalisch ausgedrückt ist Elastizität die Fähigkeit eines Materials, auf Zug- und Druckkräfte von außen durch entsprechende Formveränderungen zu reagieren, um nach Beendigung dieses Drucks wieder in seine Ursprungform zurückzukehren. Beim Menschen betrifft das:

- Den gesamten Stütz- und Bewegungsapparat mit seiner entscheidenden Muskel-Sehnen-Gelenkkette.
- Alle inneren Organe, angeführt von Herz und Lunge, die ständig zwischen Raumverkleinerung (Systole, Ausatmung der Lunge) sowie Raumerweiterung (Herzdiastole, Lungeneinatmung) wechseln.
- Das gesamte Bindegewebe, das dem Körper seine eigentliche Form verleiht, in dem aber die elastischen Fasern mit ihrem Katapulteffekt nicht nur als einfache Kraftüberträger in den Sehnen wirken, sondern sich durch den Gegenschwung via Katapulteffekt entscheidend mit in den Bewegungsvorgang einbringen können. Vergleichbar ist das Bindewebe mit den Fasern eines Blatts, das nicht nur Form, sondern auch Bewegung vermittelt, wenn das Blatt sich im Wind hin und her bewegt und sogar einen Sturm überstehen kann.

Wie finde ich denn heraus, wie »elastisch« ich bin? Und wo ich vielleicht ein paar »kleinere« Defizite habe? Oder bin ich zu alt, um mich körperlich noch zu verbiegen?

Es ist ganz egal, wie alt Sie sind. Denn der Mensch ist trainierbar, solange er lebt, und sein Hauptaugenmerk sollte er primär auf die Aufrechterhaltung seiner Körperstatur in Verbindung mit einer optimalen Beweglichkeit aller Gelenke richten! Dabei kommt es nicht unbedingt darauf an, in welcher eleganten Limousine wir unterwegs sind, sondern vielmehr auf die Art und Weise der Geschmeidigkeit, wie wir dieses Gefährt wieder verlassen.

**Flexibilitätstest Nr. 1:**
Auf einem Stuhl verlagern Sie den Oberkörper nach vorn und legen die Schultern auf die Kniegelenke als Test für die Flexibilität der unteren Rückenmuskulatur einschließlich der Lumbalfaszie – so nennt man die große Bindegewebsschicht zwischen Rückenmuskulatur und Haut. Gleichzeitig falten Sie die Hände am Rücken und heben sie maximal nach oben zur Längenmessung der beugeseitigen Schultermuskulatur.

Sie sind dann optimal flexibel, wenn Sie mit den Schultern die Kniegelenke erreichen und die Arme hinter dem Rücken in eine 90-Grad-Stellung gehoben werden können.

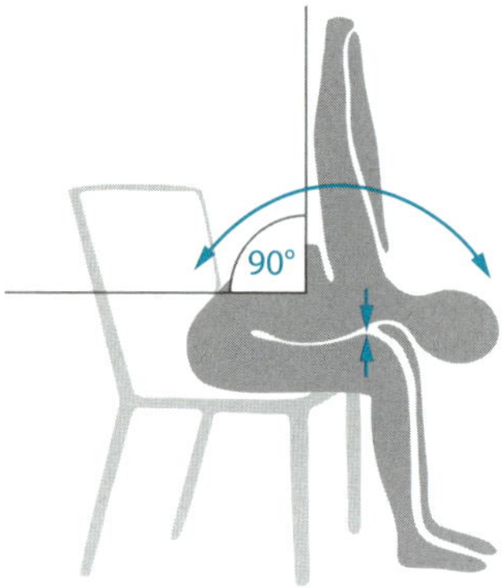


*Sie sind elastisch, wenn die Schultern die Kniegelenke erreichen und die verschränkten Arme hinten in 90-Grad-Stellung gebracht werden können.*

**Flexibilitätstest Nr. 2:**
Beim nächsten Test geht es um die naturrichtige Hocke, beide Füße stehen parallel am Boden, die Fersen sind total abgesenkt, die Kniegelenke scharnierartig nach vorn ausgerichtet. Der gesamte Rücken ist optimal gerundet und gedehnt, dabei nähert sich der untere Beckenrand den Fersenbeinen maximal bis auf zwei Querfingerbreite. Damit wird auch eine optimale Flexibilität der Waden und Achillessehnen dokumentiert.

Gleichzeitig erreichen die Schultergelenke die Kniegelenke, und das Kinn kann die vordere Brustwand berühren, war für eine elastische Nackenmuskulatur spricht.

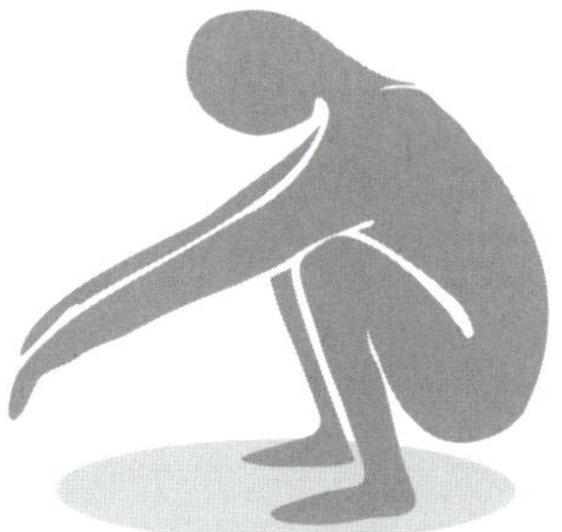

*Sie sind elastisch, wenn der Rücken in Höhe der LWS einen runden Bogen bildet, die Fersen stehen fest am Boden, und der untere Beckenrand kann bis auf zwei Querfinger Breite an die Fersen geführt werden.*

**Flexibilitätstest Nr. 3:**

Sie sitzen am vorderen Stuhlrand und verlagern das rechte Bein unter dem Stuhl maximal nach hinten, der Fuß ist überstreckt, und Sie drücken den Fußrücken gegen den Boden. Zur Messung der beugeseitigen Hüftmuskulatur, speziell des wichtigen Hüftlendenmuskels – wir erinnern uns an Mr. I. –, strecken Sie maximal das rechte Hüftgelenk, dabei verlagern Sie den Oberkörper extrem nach hinten, ohne jedoch ins Hohlkreuz zu fallen.

Sie sind optimal flexibel: Das rechte Hüftgelenk kann maximal geöffnet werden, und die Vorderseite des Körpers bildet mit der Streckseite des rechten Oberschenkels eine Gerade.

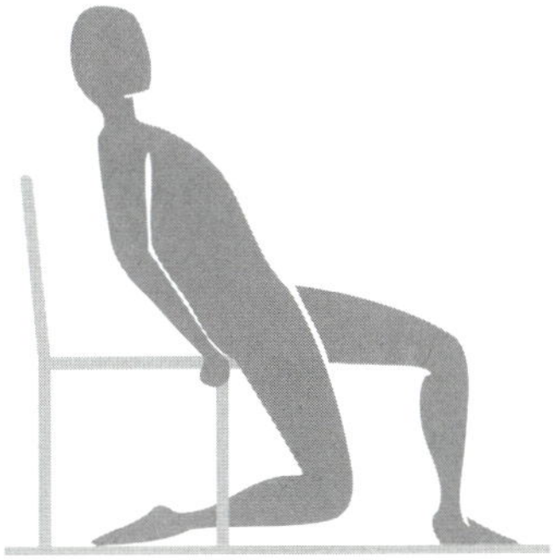

*Sie sind elastisch, wenn die vordere Bauchwand mit dem Oberschenkel eine gerade Linie bildet, sodass das Hüftgelenk maximal geöffnet werden kann.*

**Flexibilitätstest Nr. 4:**

Sie legen beide Hände so auf eine Tischplatte, dass die Daumen nach außen, die Finger nach hinten weisen. Beide Handgelenke sind maximal überstreckt, die Handflächen liegen fest auf der Platte, alle Finger sind gesteckt, sodass auch die Mittelgelenke fest auf dem Untergrund liegen. Jetzt verlagern Sie den Oberkörper nach hinten, und zwar bis zu dem Punkt, an dem sich die Handballen gerade von der Unterlage abheben wollen.

Sie sind optimal flexibel: Die Handgelenke sind bis 90 Grad in überstreckter Haltung, die Handballen liegen fest auf der Unterlage, und alle Finger sind total gestreckt, die Beugeseiten liegen fest auf der Tischplatte.

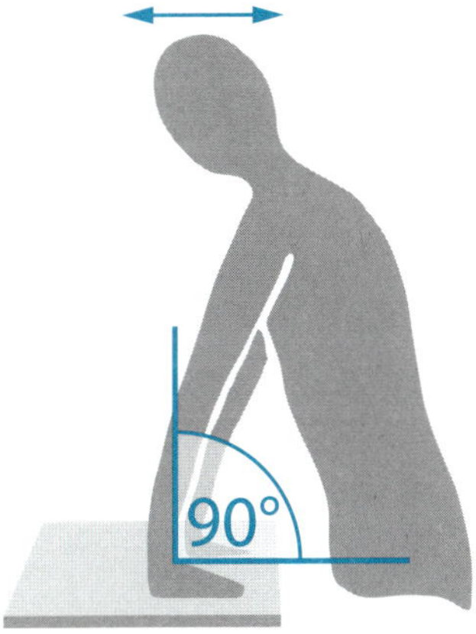


*Sie sind elastisch, wenn die Handgelenke maximal auf 90 Grad geöffnet werden können, dabei liegen alle Finger vollständig gestreckt und auch der Handballen komplett auf der Unterlage.*

# KAPITEL 3

## *Energie aus der Hocke*

**FRANK ELSTNER**

Wenn ich nun bei dem Elastizitätstest nicht sonderlich gut abschneide – welche Übung bringt mich da weiter?

**PROF. GERD SCHNACK**

Was wir eben gemacht haben: die Hocke. Eine der effektivsten Übungen überhaupt.

Das ist ja endlich mal etwas Einfaches.

Warten Sie's ab. Wir reden über die freie Hocke, dabei stehen beide Füße parallel am Boden mit festem Fersenkontakt. Die Kniegelenke sind parallel nach vorne ausgerichtet, und die Schultergelenke liegen auf den Kniegelenken.

Sie sind optimal flexibel, wenn der Rücken bogenartig gerundet ist und die Schultergelenke die Kniegelenke erreichen. Beide Fersen berühren den Boden, und in der tiefen Hocke nähert sich der untere Beckenrand den Fersen auf zwei Querfinger Breite, wie in der Abbildung auf S. 118 dokumentiert.

Die freie Hocke belegt die Flexibilität der unteren Rückenmuskulatur und der Lumbalfaszie, der Gesäßmuskulatur, der Oberschenkelstreckmuskeln mit den Kniescheibenfaszien, der Wadenmuskeln mit den Achillessehnen, der Fußsohlenfaszien mit den Zehenbeugern.

Hier eine Darstellung der perfekten Hocke, diese Batikmalerei stammt aus Penang, Malaysia. Der Rücken ist optimal entspannt und gerundet, die Fersen sind fest am Boden, und das Sitzbein des Beckens hat direkten Kontakt zum Fersenbein.

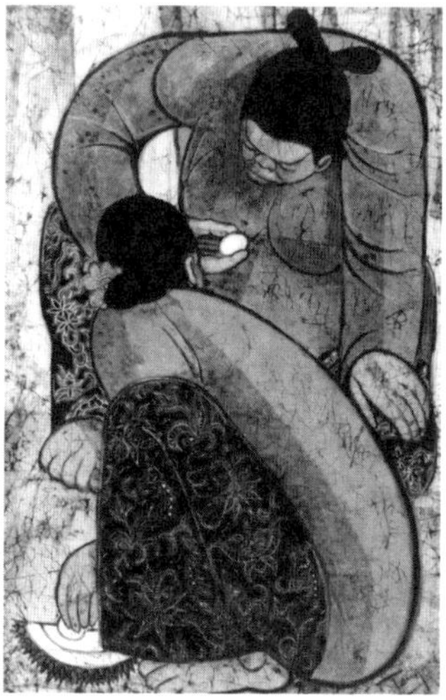

*Vorbildliche Flexibilität des gerundeten Rückens, der Wadenmuskeln und Achillessehnen durch den Nullabstand zwischen Sitzbein und den Fersen.*

Und dieses Bild stammt von mir, ich habe es auf der Hauptstraße im damaligen Saigon, der TuDo, aufgenommen. Die Vietnamesin bietet ihre Waren den ganzen Tag über in dieser Haltung an und macht mit Rücken und Kniegelenken alles richtig, nicht so der deutsche Kollege von der »Helgoland«.

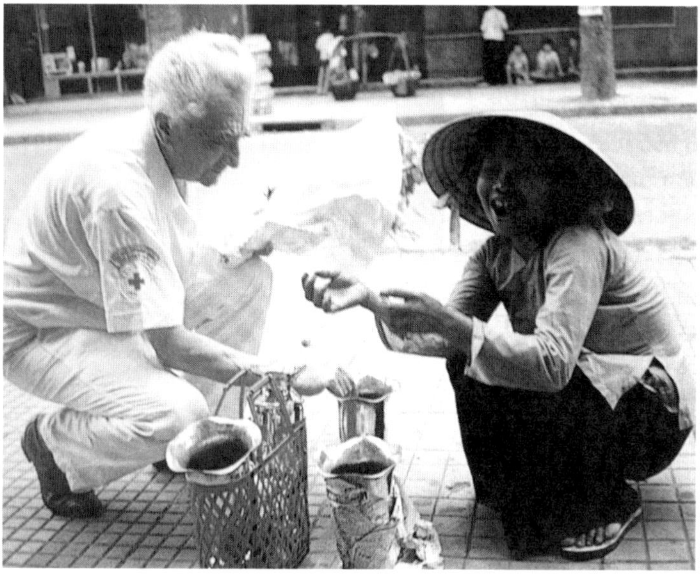

*Die vorbildliche Hocke der Vietnamesin und das Fehlverhalten des Kollegen von der »Helgoland«.*

Ist das nicht wahnsinnig anstrengend? Obwohl – eigentlich sieht sie ja ganz entspannt aus, im Gegensatz zu dem Herrn links …

Die Frau macht alles richtig, sie gewinnt sogar an Energie, während der Europäer Energie verliert. Denn darum geht es: Bei der Vietnamesin sind die Kniegelenke exakt frontal ausgerichtet, die Füße stehen parallel und mit festem Fersenkontakt stabil am Boden, und der Rücken in seiner bogenförmigen Rundung ist optimal entlastet. Sie hat gut lachen, denn ihr geht es körperlich gut!

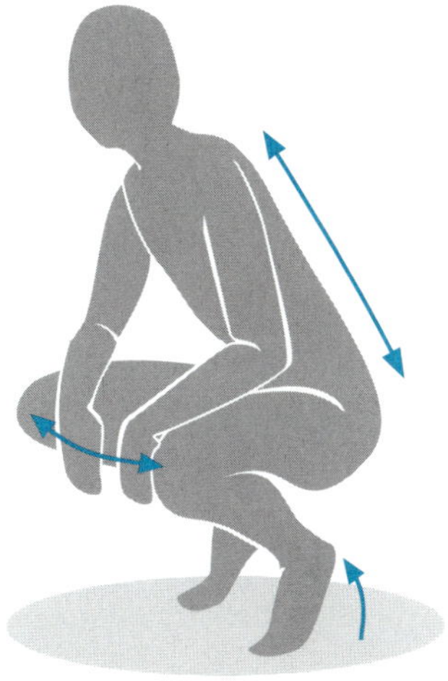

*So nicht! Bretthart aufgerichtet der Rücken in der europäischen Krampfhocke, die Fersen sind durch Wadenstress angehoben und die Kniegelenke meniskusbelastend nach außen gedreht.*

Im Gegensatz zu dem deutschen Kollegen von der »Helgoland«. Was sehen wir: eine Fehlbelastung der Kniegelenke durch die Außenrotation, die Fersen werden durch den Wadenstress angehoben, und der Rücken ist bretthart aufgerichtet und nicht entlastet. In dieser Fehlhaltung werden praktisch in Deutschland alle Bodenarbeiten verrichtet, das hält auf Dauer kein Kniegelenk aus, und viele von uns leiden im Alter an ihren Kniearthrosen.

In dieser Hocke arbeiten wir im Haushalt, im Garten und auf allen Baustellen, dabei wird der Rücken nicht entlastet und die Kniegelenke in ihrer Fehlbelastung langfristig zerstört, wobei in der Regel der Innenmeniskus am stärksten betroffen ist und das Knie in die schmerzhafte Arthrose treibt.

Die Vietnamesin – ohne jede größere Vorbildung und ohne Medizinstudium – kann die Bodenhocke perfekt! Der deutsche Kollege mit breiter Allgemeinbildung und einem Medizinstudium ist dagegen ein schlechtes Vorbild! Gehen Sie mal auf eine Baustelle, Sie werden sehen, die Arbeitshocke wird in den allermeisten Fällen falsch ausgeübt – nämlich so, wie Sie es auf dem Bild bei dem deutschen Kollegen sehen.

Über lange Jahre war ich Beratungsfacharzt für mehrere Berufsgenossenschaften in Hamburg. Eine meine Aufgaben dabei war, Gutachten zu verfassen, aus denen hervorgeht, welche Berufskrankheiten durch falsche Körperhaltung entstehen. Und ob sich etwas nach einem Krankenhausaufenthalt ändert. Nach einer Meniskusoperation zum Beispiel habe ich die Patienten immer gefragt, wie sie jetzt in Zukunft denn ihre Bodenarbeiten verrichten würden. Jedes Mal wurde mir stolz die »europäische Krampfhocke« – wie ich sie gern nenne – demonstriert. Und das, obwohl diese Patienten oft eine lange krankengymnastische Behandlung hinter sich hatten. Niemand hatte ihnen gezeigt, wie sie richtig in der Hocke arbeiten können, niemand hatte sie gewarnt, dass sie durch die falsche Position möglicherweise auch bald am anderen Knie einen Meniskusschaden erleiden könnten.

Aber was ist denn jetzt so falsch an meiner Hocke?

In der »europäischen Krampfhocke« steht das nach außen verdrehte Knie unter einem erheblichen Körperdruck. Bei der Außenrotation, also dem Spreizen der Knie, wirken weitere Zugkräfte auf die Knorpelscheibe,

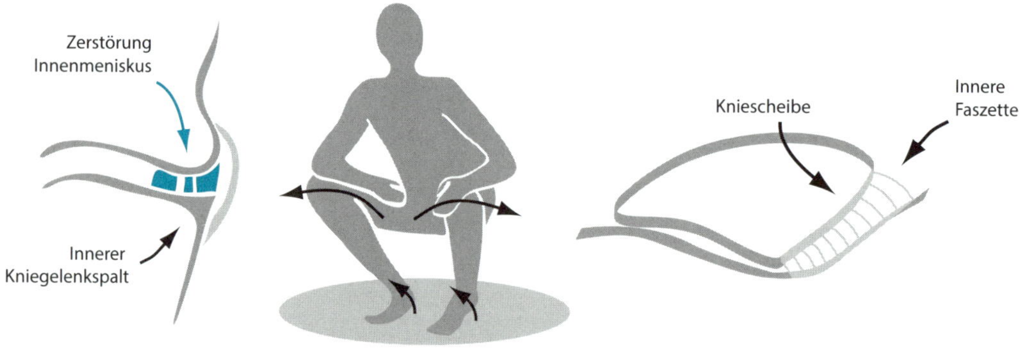


*In der europäischen Hocke ist der mediale Meniskus das schwächste Glied, die spontane Rissbildung kann jederzeit auftreten.*

was daran liegt, dass besonders der Innenmeniskus stark mit dem Innenband verwachsen ist. Bei dieser Kniestellung muss er sich also nach hinten verlagern. Und wenn Sie in diesem Moment den Oberkörper auch nur ganz leicht seitlich verlagern, entsteht zwischen Schienbeinkopf und der inneren Oberschenkelrolle eine typische »Zangenwirkung«, die das Meniskusgewebe regelrecht zerquetscht. Auch die Kniescheibe wird falsch belastet, denn durch die Außendrehung in der falschen Hocke wird besonders die innere Facette unter Druck gesetzt, sodass sich leicht eine Arthrose (Retropatellararthrose) entwickeln kann.

Nun ist es so, dass Bauarbeiter durchaus über zehn bis 20 Jahre in dieser fatalen Haltung arbeiten können, aber eines Tages reicht dann schon eine leichte Knieverdrehung aus, damit ein Meniskusriss passiert. Das nennt dann der Gutachter ein »Gelegenheitstrauma«, eine sogenannte Zerrüttungsruptur. Das Prinzip kennen Sie von den Schnürschuhen her, denn der Schnürsenkel reißt immer in der Öse, dem Ort der höchsten Reibung bei der Abwinklung.

Und er reißt immer im ungünstigsten Moment.

Kommen in dieser Situation noch spezielle meniskusbelastende Sportarten wie Fußball oder Skifahren hinzu, so ist das allgemeine Verletzungsrisiko sehr groß.

Die Melker früherer Jahre hatten da noch bessere Methoden, die Bauern in Mecklenburg gingen viel vorsichtiger mit ihrer Gesundheit um als die heutigen Arbeiter auf den Baustellen. Sie banden sich einen Melkschemel an den Körper, hatten dadurch die Hände frei und setzten sich so unter die Kuh, und das mit großem Gewinn für Rücken und Kniegelenke. Auch der griechische Fischer beim Flicken seiner Netze macht alles richtig, denn sein ganzer Körper ist taschenmesserartig zusammengeklappt, sodass sogar bei dieser Arbeit kontinuierlich ein optimaler Energietransfer im Körper stattfinden kann.

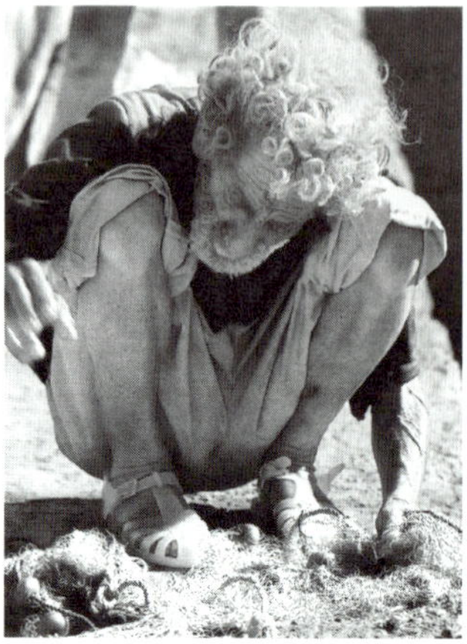

Der griechische Fischer macht bei seiner Flickarbeit alles richtig.

Nun kann man ja nicht den ganzen Tag mit einem Melkschemel am Hintern auf der Baustelle herumlaufen …

Aber es gibt andere und bessere Lösungen, primär geht es um die Beherrschung der naturrichtigen Hocke, und unsere Gesellschaft sollte alles tun, damit unsere Kinder die pränatal angelegte Hocke ein Leben lang beibehalten. Zum anderen könnte man leichte Hocker aus Kunststoff konstruieren, die jederzeit auf bestimmten Baustellen verfügbar wären. Vor Jahren gelang mir das Foto von einem Fliesenleger auf einem Rastplatz neben der Autobahn. Den Mann habe ich sofort angesprochen, weil er sich für deutsche Verhältnisse ungewöhnlich am Boden bewegte: »Das hat mir mein alter Chef schon als Lehrling beigebracht. Ich hatte noch nie Rücken- oder Knieprobleme bei meiner langen Arbeit als Plattenleger, im Gegensatz zu all meinen Kollegen!«, antwortete er auf meine Frage.

Und bedenken Sie, der Mensch wird aus der Hocke heraus geboren, und die Kleinkinder in Deutschland machen in den ersten Jahren alles richtig, wie jeder sehen kann.

Doch dann beginnen die Eltern, die Füße ihrer Kinder in Absatzschuhe zu zwängen, und bis zum Eintritt in die Schule ist die Achillessehne so weit verkürzt, dass die naturrichtige Hocke nicht mehr praktiziert werden kann, die Fersen müssen in der Hocke angehoben werden, und dabei werden die Kniegelenke meniskusbelastend nach außen verdreht.

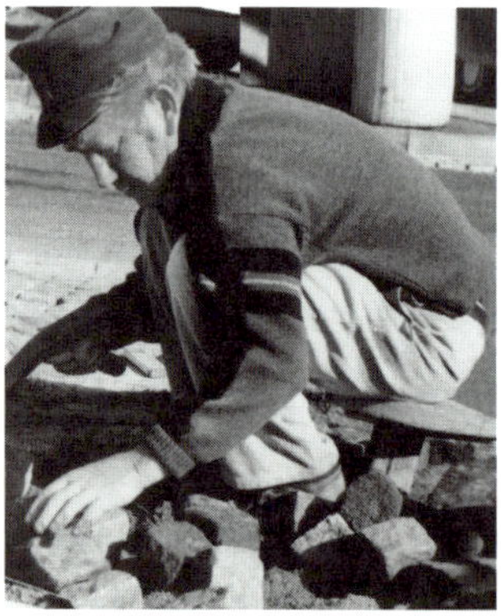

Vorbildlich dieser Fliesenleger bei der Arbeit durch die Entlastung des Rückens und der Kniegelenke auf dem Hocker.

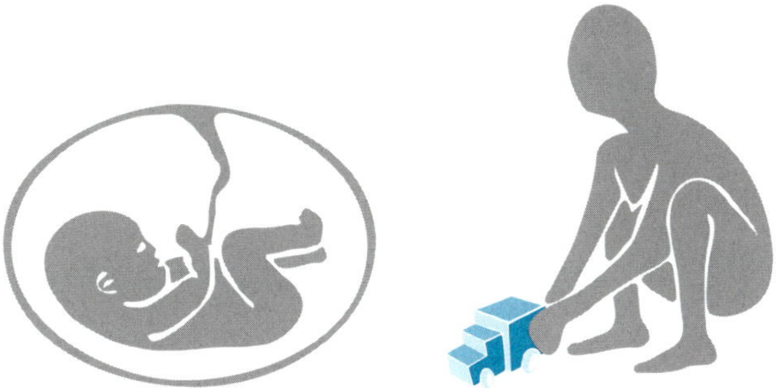

*Aus der natürlichen Hocke sind wir geboren, und in den ersten Jahren machen Kinder im Spiel alles richtig.*

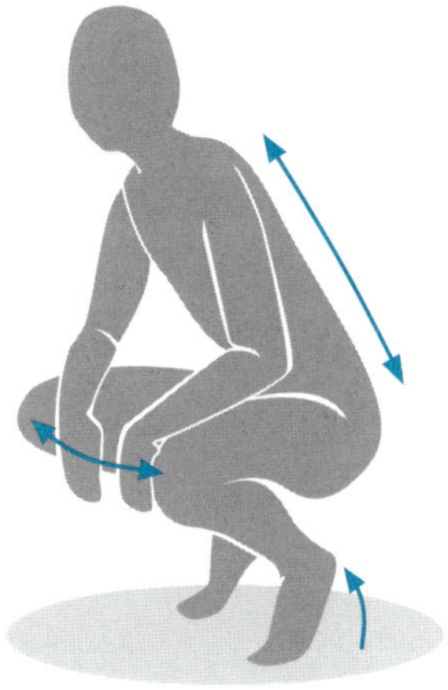

*Beim Eintritt in die Schule wurde aus der natürlichen die naturunrichtige Hocke.*

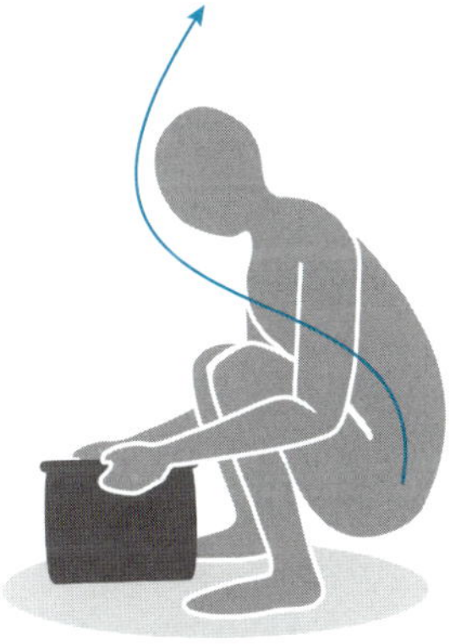

*Der Katapulteffekt aus dem Gegenschwung in der Hocke schwingt die Last aus der Lumbalfaszie nach oben.*

Mein Tipp für Sie beim Anheben einer Last vom Boden: Gehen Sie in die tiefe Hocke, warten Sie einen Moment und atmen Sie bewusst aus. Dann schwingen Sie leicht federnd nach vorn, so kann die Lumbalfaszie ihren Katapulteffekt aktivieren, und diese zusätzliche *vis a tergo*, also die Kraft von hinten, schleudert Sie federnd in die Senkrechte, so wird Lastenheben zu einem Kinderspiel.

In diesem Zusammenhang kennt man in Asien das »schwingende Schwert«, wir könnten daraus eine »schwingende Axt« machen, wenn wir das enorme Kraftpotenzial der Lumbalfaszie mit in diesen Kraftakt einfließen lassen wollen.

Und wenn Sie die Hocke dann erst perfekt

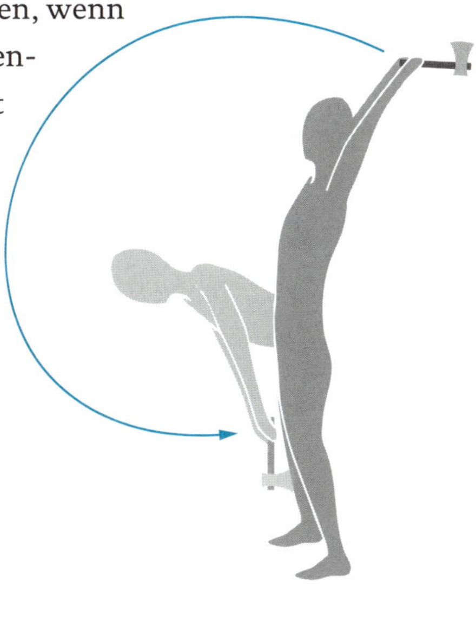

*Bei der schwingenden Axt kommt die Kraft aus dem hohen Potenzial der Faszien.*

beherrschen, werden Sie bald nicht mehr auf diese »Kauer-Power« verzichten können, das gilt dann auch beim Zubinden Ihrer Schuhe.

Und falls Sie Spaß daran haben – so können Sie die Hocke weiter vervollkommnen: Mit dem Rücken an der Wand gehen Sie in die tiefe Hocke, die Füße parallel, die Fersen fest am Boden, das Becken schwebt kurz über dem Untergrund. Jetzt umarmen Sie mit beiden Unterarmen die Kniegelenke und verlagern gleichzeitig den Oberkörper maximal nach vorne, sodass der Kopf zwischen die Kniegelenke geführt wird. Auf diese Weise erreichen wir betont die längs verlaufenden Muskeln im Bereich des Rückens. Beim Faszien-Stretching pendeln Sie mit dem Oberkörper vor und zurück, wie Sie bereits wissen.

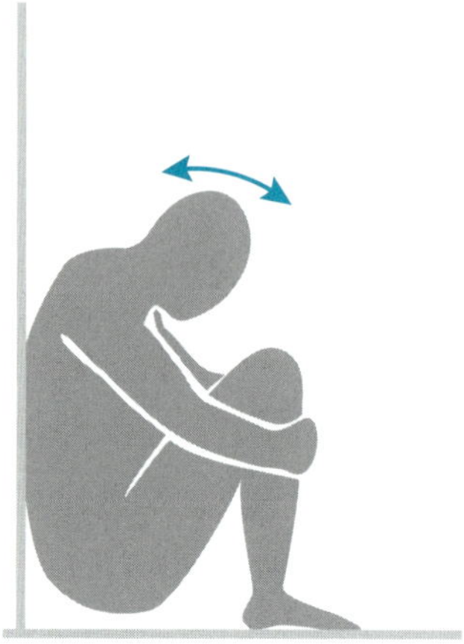

*Dynamisches Faszien-Stretching vor der Wand erweitert die große Lumbalfazie und den Spinalkanal.*

Und wenn wir schon beim Stretching sind, probieren wir das Faszien-Stretching dreidimensional. Dabei dehnen wir mit entsprechender Tiefenwirkung für die Beckenrotatoren, denn es wird ein spezieller Beckenrotator erreicht, der birnenförmige Musculus piriformis, der direkt über dem Ischiasnerv verläuft. Weil der häufig verspannt ist, kommt es leicht zu der schmerzhaften Ischialgie, die in der Regel immer einseitig auftritt.

Nun zünden wir die nächste Stufe: Aus der Hocke vor der Wand umarmen Sie mit beiden Unterarmen das rechte Knie und verlagern den Kopf schräg nach vorne rechts, dabei liegt die linke Wange an der Außenseite des rechten Kniegelenks. Jetzt schaukeln Sie mit dem Oberkörper mehrmals vor und zurück, danach wiederholen Sie das auf der Gegenseite.

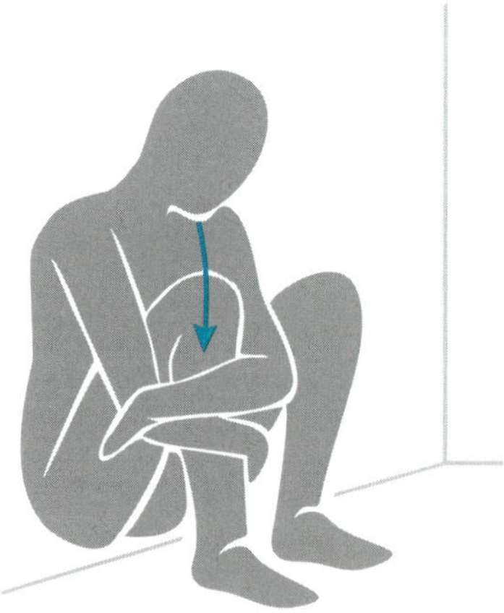

*Dreidimensionales Stretching erreicht die Rotatoren des Beckens in ihrer Tiefenwirkung.*

Jetzt wird es noch anspruchsvoller: Aus der Hocke vor der Wand legen Sie das rechte Bein über das linke. Jetzt umarmen Sie beide Kniegelenke mit den Armen und ziehen die Kniegelenke an den Körper heran, wiederum schwingt der Körper beim dynamischen Stretching vor und zurück – und das Gleiche auf der Gegenseite.

**Und wenn Sie dann die Hocke so richtig beherrschen, werden Sie sich im Stressalltag wiederholt in diesen schützenden Kokon der »Kauer-Power« zurückziehen, bei der Arbeit, auf Reisen, im engen Flieger, auf jeder Wanderung. Diese neue »Kauer-Power« ist einfach cool, und bei der Arbeit am PC lockern Sie sich ganz nebenbei wiederholt in der halben und ganzen Hocke, dabei müssen Sie nicht einmal die permanente Tastenposition der Hände unterbrechen.**

Mit dieser Hockdehnung dreidimensional erreicht man die stärkste Form der Rückenentlastung überhaupt, es werden nicht nur die längs verlaufenden

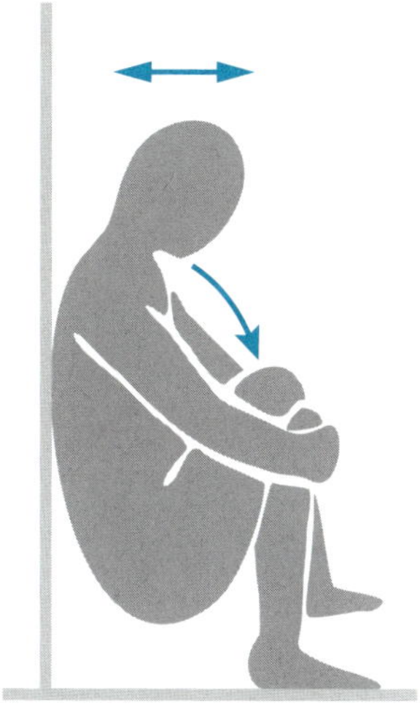

*Die stärkste Form des Rückenstretchings überhaupt, dreidimensional ausgerichtet mit großer Wirkung auf die Rotatoren, besonders bei der Ischialgie wirksam.*

Rückenmuskeln gedehnt, sondern auch die Rotatoren, und das mit besonderer Wirkung bei der schmerzhaften Ischialgie. Gleichzeitig erfolgt eine extreme Erweiterung des Spinalkanals!

Haben Sie noch ein paar Übungen gegen Rückenschmerzen? Ich kenne kaum jemanden, der es nicht gelegentlich »im Kreuz« hat.

Gut, dann verrate ich Ihnen das »Rücken-Trio«, ein Kraftprogramm zur Rückenschulung, denn für unsere Rückengesundheit geht es natürlich nicht nur um Elastizität, wir brauchen auch einen kräftigen Rücken, und das besonders, um die Osteoporose im Alter unter Kontrolle zu bringen. Dieses Training hat eine hohe Wirksamkeit, weil es aus der Hocke heraus praktiziert wird, in der die Rückenmuskulatur erweitert ist, sodass auch die Faszien optimal mit erfasst werden können. Außerdem bevorzugen wir auch hier wieder das Trainingskonzept der kurzen Wege und nutzen die uns umgebenden Wände als Trainingsgerät.

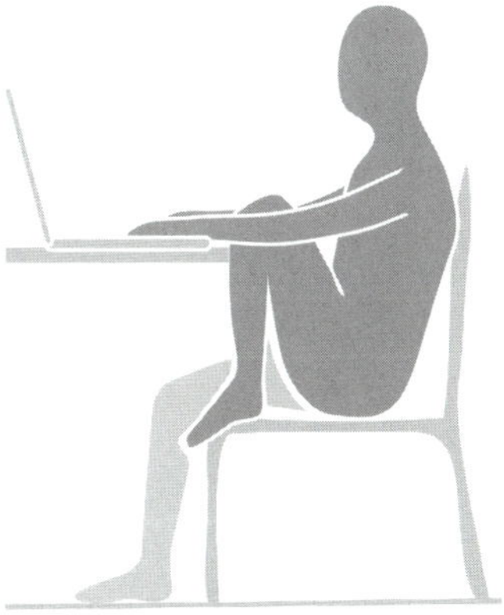

*Schnell, simpel und komplex wirksam: die halbe und die ganze Hocke bei langer Bildschirmarbeit.*

Der Rückenschmerz ist vorwiegend ein Faszienschmerz, hier besteht nämlich die höchste Dichte von Mechanorezeptoren – das sind Sinneszellen, die für die Schmerzentstehung von großer Bedeutung sind. Auch die zunehmend krumme Körperhaltung im Alter ist im Übrigen vorwiegend ein Faszienproblem, weil diese die Tendenz haben, mit der Zeit zu schrumpfen.

**Die Nackenwippe**

Beginnen wir mit der Nackenwippe. In tiefer Hocke vor der Wand drücken Sie den Hinterkopf maximal nach hinten, sodass sich die Schultergelenke und die gesamte Wirbelsäule mit dem Becken vom Hintergrund abheben. Machen Sie sieben Wiederholungen Anspannen–Lockern und dabei drei Sätze beim dynamischen Training. Oder sieben Sekunden Anspannung ohne jede Bewegung, wenn Sie besonders gelenkschonend vorgehen wollen, wie es beim isometrischen Training üblich ist.

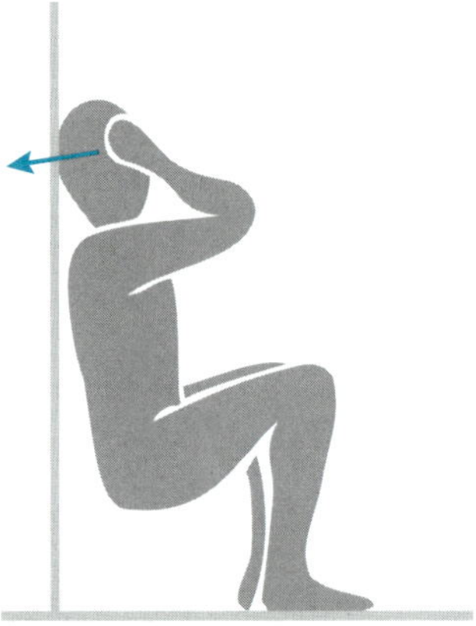

*Widerstandtraining durch Druck den Kopfs gegen die Wand.*

**Die Ellbogenwippe**

Es folgt die Ellbogenwippe: In Schulterhöhe seitlich platziert, stoßen Sie den ganzen Körper von der Wand ab, denken gleichzeitig an die maximale Fingerstreckung, auch hier sieben dynamische Einheiten oder sieben Sekunden halten, drei Sätze.

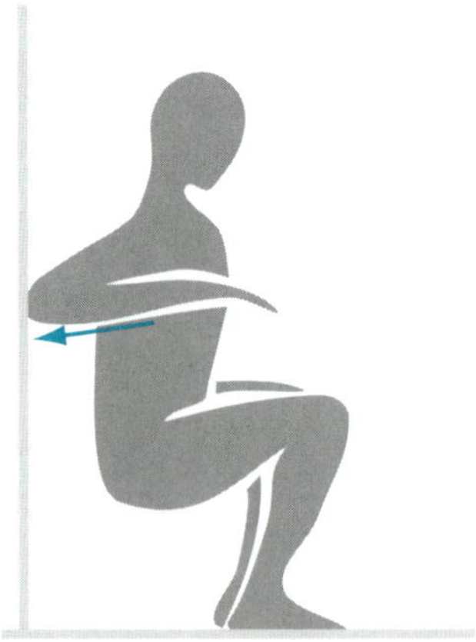

*Vorverlagerung des Kopfs, der Wirbelsäule und des Beckens durch Druck der Ellbogen gegen die Rückwand.*

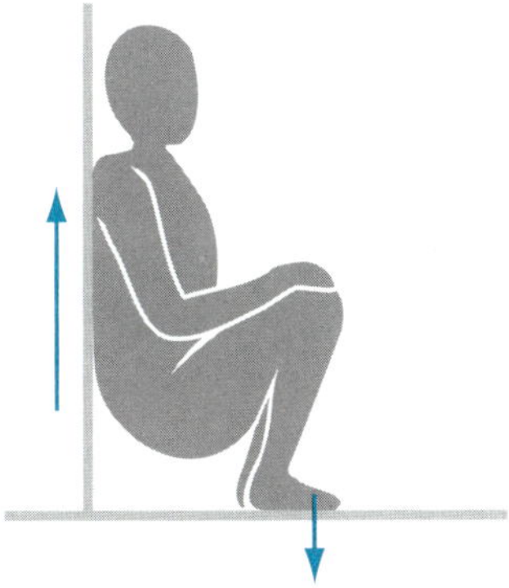

*Starker Druckimpuls des ganzen Körpers durch Schulterdruck gegen die Wand, dabei werden die Fersen angehoben wie beim Sprung nach oben.*

**Die Körperwippe**

Und der dritte Teil ist die Körperwippe. Sie probieren eine maximale Vorfußbelastung, die Fersen heben sich gering vom Boden ab, und Sie drücken den Rücken in Schulterhöhe gegen die Wand. Stellen Sie sich einfach vor, Sie wollen auf einem Sprungbrett nach oben springen. Sieben dynamische Wiederholungen oder sieben Sekunden halten, drei Sätze.

Sie beenden das Krafttraining mit der Pendelhocke vor der Wand. Mindestens einmal pro Tag sollte diese spezielle Stärkung des Rückens praktiziert werden, denn wir brauchen nicht nur einen elastischen, sondern auch einen starken Rücken. Das Rücken-Trio ist also auch ein optimales Training gegen die Osteoporose, weil die Osteoblasten, das sind die Zellen, die für den Knochenaufbau zuständig sind, über dieses Programm aktiviert werden können. Oft wird damit geworben, dass ein starker Rücken gleichzeitig auch ein gesunder Rücken ist. Das ist aus meiner Sicht zu einseitig gedacht, für mich gilt der elastische und starke Rücken, den wir brauchen, wenn wir die Natur als Ratgeber akzeptieren wollen.

Und mit diesen Übungen gehören Rückenschmerzen der Vergangenheit an? Das wäre natürlich ein wahrer Bonus. Allerdings, lieber Prof. Schnack, mit Ihrem Programm ist man ja den ganzen Tag beschäftigt – von morgens im Bett bis spätabends. Ich weiß gar nicht, ob man dann noch Zeit für andere Aktivitäten hat. Ich bekomme ja schon Stress, wenn ich darüber nachdenke, welche Übungen ich gegen die Rückenschmerzen und den Stress machen soll.

Ein Leben ohne Schmerzen? Kaum denkbar, denn der absolut gesunde Mensch ist ein Wunschtraum, den es so gar nicht gibt. Wir sind in unserem ganzen Leben nie vollkommen gesund. Gesundheit in absoluter Vollkommenheit war und ist der ewige Wunschtraum der Menschheit. Eine Zielvorstellung, denn wir sind ein Leben lang immer mehr oder weniger gesund oder auch mehr oder weniger krank. Und in der Tat, Gesundheitstraining pur als Sinnfindung des Lebens, das kann es nicht sein, wonach wir uns ausrichten. Aus diesem Grund haben wir ein spezielles »Programm im Vorübergehen« entwickelt, das Training der kurzen Wege, markiert durch die Leuchtkraft der Rituale, damit möglichst die notwendige Nachhaltigkeit ein Leben lang gewährleistet werden kann.

Daher sind die Übungen sehr kurz, Sie brauchen keine speziellen Geräte, sieht man mal von dem einfachen Trampolin ab. Sie müssen nicht erst in ein Fitnessstudio fahren oder stundenlang durch den Wald rennen oder sich im Schwimmbad quälen – und, das Beste, Sie können sogar ab und zu trainieren, ohne sich großartig zu bewegen! Das nennt man pragmatische Verhältnisprävention, bei der Ihre nächste Umgebung wie Bett, Stuhl, Wand oder Treppe in schnell verfügbare Fitnessgeräte verwandelt werden. Auch das Minitrampolin passt in diese Reihe der Laufstrecke in Ihrer Nähe, auf der es aber nie regnet und schneit.

Das ist ja mal eine interessante Perspektive, wie geht das denn?

Mit dem Rückentraining im Vorübergehen durch die Vorstellung, rückenbelastend auf einem Pferd unterwegs zu sein. Nehmen wir nur die Zeit an einer roten Ampel. Gebannt erwartet man das Grünsignal, und die Zeit will nicht vergehen. Das kann sich leicht ändern mit dem »Rückenrodeo«, in dieser Zeit stellen Sie sich vor, Sie befinden sich auf einem Morgenausritt am Strand der Nordsee, ein

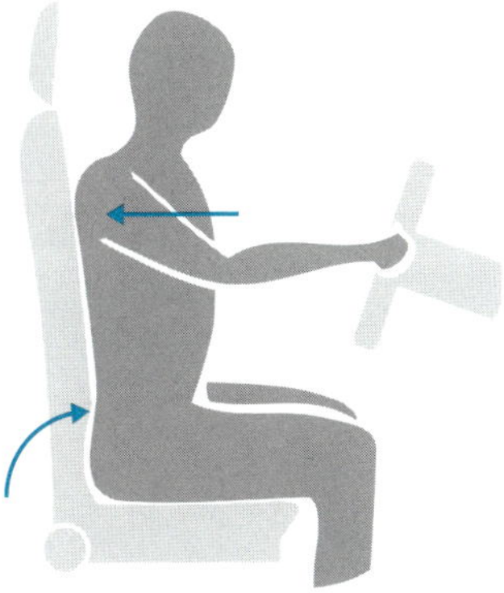

*An jeder roten Ampel praktizieren Sie Ihr Rückenrodeo, Sie werden staunen, wie schnell die Ampel auf Grün schaltet.*

Affirmationssignal, dass uns das Rückentraining erleichtert. Ich empfehle das »Rückenrodeo« an jeder roten Ampel: Wiederholt spannen Sie den lumbalen Rückenbereich an, indem die Schultern gegen die Lehne drücken, die Lendenwirbelsäule darf sich dabei leicht nach vorn abheben. Das machen Sie so lange, bis die Ampel auf Gelb springt.

Es wird Sie wundern, wie schnell die Zeit an der Ampel vergeht, und in Zukunft werden Sie sich freuen, wenn Sie wieder bei Rot anhalten müssen, ganz nach dem Motto: »Protestiere nicht gegen Stress, den du nicht verhindern kannst, sondern nimm ihn an und mach das Beste draus!«

So wird jede rote Ampel zu einem Antistressritual, und nach vier Wochen Eingewöhnung können Sie gar nicht mehr anders handeln, denn das Gehirn diktiert: Rote Ampel – Rückenrodeo! Diese Aussage gilt auch für Busreisen oder für den Zug, immer wenn der Zug auf einem Bahnhof hält, das sind oft nur drei Minuten, denken Sie an Ihren Rücken, denn das lange Sitzen macht krank, das wissen Sie bereits.

An dieser Stelle empfehle ich Ihnen auch das »Hängebrücken-Ritual« (siehe S. 218), das Sie bereits am Morgen am Bettrand geübt haben, das Sie aber auch auf jeder Bank am Wegesrand oder beim Warten am Bahnhof durchführen können. So entlasten Sie den Rücken enorm, denn im Sitzen beträgt der Bandscheibendruck circa 120 Kilogramm, im »Hängebrücken-Ritual« liegt er bei null! Je öfter Sie das Ritual im Alltag verwenden, umso besser für Ihre Bandscheibengesundheit!

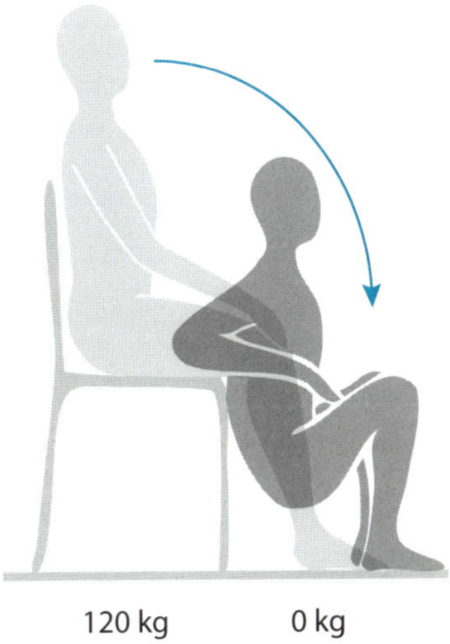


*Im Sitzen liegt der untere Bandscheibendruck bei etwa 120 Kilogramm, im Ellbogensitz bei null.*

Noch ein Wort in diesem Zusammenhang zur Kniescheibenarthrose (Retropatellararthrose), die häufig bei Frauen auftritt, weil das weibliche Geschlecht zur Fehlform der Kniescheibe neigt, sodass gerade in der »europäischen Krampfhocke« deshalb Fehlbelastungen auftreten, weil die innere Facette zu stark komprimiert wird.

Da die heranwachsende Jugend kaum noch in Wald, Feld und Wiese kletternd unterwegs ist – dafür vermehrt vor Spielcomputern ihre Freizeit verbringt –, wird das Kniescheibenleitlager oft nur noch flach ausgebildet, die Kniescheibe kann dadurch das Gelenk bei der Kniebeuge nicht mehr ausreichend führen. Damit gleitet dieses nur noch locker in ihrem Lager, sodass schon bei einer einfachen Verdrehung im Sport – etwa beim Handball, Volleyball oder Basketball – die Kniescheibe aus ihrem Gleitlager verrenken kann, auch das habe ich in vielen Gutachten feststellen können. Mein damaliger Rat: Steigen Sie auf Frontalsportarten um wie Joggen, Radfahren oder Schwimmen im Kraulstil und lassen Sie alle Rotationssportarten sein.

Weil Sie gerade die Jugend ansprechen: Ich habe eine Studie gelesen von der Stiftung »Kindergesundheit«, veröffentlicht im August 2016, die zu dem Ergebnis kam, dass fast die Hälfte der Kinder und Jugendlichen zwischen elf und 17 Jahren in den vergangenen drei Monaten unter Rückenschmerzen gelitten hat. Und die Tendenz ist steigend. Für mich waren diese Erkenntnisse wirklich schockierend.

Natürlich kann es in einigen Fällen organische Gründe haben, wenn Kinder an Rückenschmerzen leiden, Fehlstellungen der Wirbelsäule zum Beispiel oder »Morbus Scheuermann«, das ist eine Verkrümmung der Wirbelsäule. Aber der überwiegende Teil der Schmerzen hat andere Ursachen, nämlich die, über die wir die ganze Zeit reden. Wie sind die Kinder früher in die Schule gekommen?

Na ja, meist zu Fuß. Oder mit dem Fahrrad.

Ja. Heute werden die Kinder mit Mamas SUV vor die Schultür gekarrt, am Mittag wieder abgeholt und nach Hause gefahren. Schauen Sie sich mal an, wie es zu Schulbeginn vor vielen »Lehranstalten« aussieht. Das reinste Verkehrschaos. Man muss sich das mal überlegen – da bringen die Eltern die Kinder mit dem Auto in die Grundschule, weil sie Angst haben, dass den Kleinen auf dem Schulweg etwas passiert. Und dann verursachen sie vor der Schule ein solches Tohuwabohu: Schüler rennen achtlos über die Straße, die Zebrastreifen sind zugeparkt. Eindeutig verunglücken mehr Kinder in den Autos auf dem Weg zur Schule, als wenn sie zu Fuß gegangen wären – da gibt es tatsächlich verlässliche Zahlen des Statistischen Bundesamts. 1970 wurde eines von zehn Kindern in die Schule gefahren, heute ist es genau umgekehrt. Da gibt es mittlerweile sogar »Kiss and go«-Zonen. Dabei ist der eigenständige Schulweg für die Kinder ein wichtiger Bestandteil auf dem Weg in die Selbstständigkeit. So, und dann sitzen die Kinder in der Schule, am Nachmittag werden sie wieder abgeholt, dann geht es vor den Computer und anschließend vor den Fernseher. Und da wundern Sie sich, dass die Rückenschmerzen bekommen?

Ja, jetzt eigentlich nicht mehr …

Wie wir schon besprochen haben – die meisten sitzen falsch und zu lange. Die Kinder bewegen sich eindeutig zu wenig, das ist ein Hauptgrund für die Rückenschmerzen. Das kann man drehen und wenden, wie man will, und wir wiederholen uns hier bewusst – Bewegungsmangel, fehlender Gegenschwung und falsche Schuhe erzeugen nun mal Schmerzen. Das ist bekannt, und deswegen versuchen wir ja, präventiv dagegen vorzugehen.

Mit der Hocke.

Genau.

Jetzt haben wir schon einige gute Voraussetzungen für ein paar Bonusjahre kennengelernt – wir meditieren, stretchen die Faszien und gehen, so oft es irgend geht, in die Hocke.

Am besten auch auf der Toilette!

Warum denn das? Und, bitte schön, wie soll das funktionieren?

Sie erinnern sich an *Nase vorn*?

Oh ja – eigentlich recht gern …

Da wurden doch unter anderem einige sehr nützliche Erfindungen vorgestellt.

Richtig!

Da hätte Sabine Schober gut hineingepasst.

Und was zeichnet die Dame aus?

Die hat 2012 in Durban den ersten Preis gewonnen – beim internationalen »Design Award« der »World Toilet Organisation«! Sie hat eine Toilette entwickelt, auf der man nicht nur sitzen kann, sondern vorzüglich hocken!

Und warum soll ich in die Hocke gehen?

Weil das die einzige natürliche Art ist! Wenn Kleinkinder aufs Töpfchen gehen und es mal klemmt, braucht sich das Kind nur nach vorn zu beugen, mit den Kniegelenken gegen die Bauchwand zu drücken, und alles geht seinen normalen Gang. Unsere natürliche Magen-Darm-Passage ist das Kernthema unserer Gesundheit, und so gesehen ist der tägliche Gang auf die Toilette für unser Wohlergehen wichtiger als der Gang in die Küche, obwohl die Fernsehoberen das anscheinend anders sehen, wenn sie reihenweise zu besten Sendezeiten Rezepte präsentieren, die man schon in den Kochbüchern der eigenen Großmutter finden kann.

Ich erinnere mich – ich hatte in *Menschen der Woche* die erfrischende Giulia Enders, die den Bestseller *Darm mit Charme* geschrieben hat. Auch sie hat dafür plädiert, in die Hocke zu gehen. Aber wenn Sie jetzt glauben, ich stelle mich auf die Toilette, gehe dann in die Knie und balanciere …

Genau deswegen wurde ja die Toilette entwickelt, die beide Möglichkeiten bietet!

Wenn da nur nichts in die Hose geht! Ist denn der Unterschied im Ergebnis wirklich so gewaltig? Und wann kamen wir in diese falsche Position?

Das Wasserklosett wurde im Jahr 1596 erfunden, ausgerechnet von einem Dichter – von John Harington, der von Königin Elizabeth I. den Auftrag bekommen hatte, so ein Klosett zu entwickeln! Das hat er gemacht – und die Erfindung hat wohl auch tatsächlich funktioniert.

Also gibt es seit 1600 Wasserklosetts?

Nicht ganz, die Engländer hielten das Ding für einen schlechten Scherz. Heute würden sie nach der »versteckten Kamera« suchen und glauben, sie seien Opfer von *Verstehen Sie Spaß?*.

Keiner hat sich wirklich ernsthaft mit diesen WC beschäftigt. Erst 180 Jahre später stellte dann der schottische Uhrmacher Alexander Cumming den Urahnen unserer Toiletten vor. Er hatte sich den Siphon patentieren lassen und damit den Geruch verbannt. Es sollte noch ein paar Jahre dauern, bis das erste Klosett in Betrieb genommen wurde. Aber weltweit durchgesetzt hat es sich bis heute nicht. Und es führt derzeit in Deutschland zu vielen neuen Problemen.

Inwiefern?

Weil wir viele Flüchtlinge haben, die mit unseren Sitztoiletten überhaupt nichts anfangen können. Hier müssten eigentlich überall die Klosetts der Frau Schober eingebaut werden. Denn es ist ja auch moralisch fragwürdig, Flüchtlinge zu zwingen, eine völlig unnormale Haltung einzunehmen, die dazu noch gesundheitsschädlich ist! In den USA geht der Trend gerade wieder vom Sitzen zur Hocke! Und auch weltweit geht man eher wieder weg von der Wasserspülung – die natürlich im hygienischen Bereich Vorteile hat. Also: Es braucht neue Konzepte, vor allem in den vielen Ländern, in denen es überhaupt keine sauberen Toiletten gibt, denn dort werden oft tödliche Krankheiten übertragen, an denen meist Kinder sterben. Bis zu 750 000 Kinder unter fünf Jahren könnten durch neue Konzepte gerettet werden. Bill Gates hat dafür zum Beispiel über 30 Millionen Euro gespendet! Ziel: eine Toilette, die kein Wasser braucht, keinen Anschluss an die Kanalisation, keinen Strom. Und das wird sicher keine deutsche Sitztoilette sein.

Parallel zu den ersten Spültoiletten stieg die Zahl von Blinddarmentzündungen, die es bei Naturvölkern kaum gab und auch heute noch nicht gibt, außer bei denen, die ihre Toiletten im – ihrer Meinung nach – westlichen Sinne »modernisiert« haben. Das Problem mit den Blinddarmentzündungen war damals schnell behoben, die Chirurgie stellte sich total auf die Appendektomie ein, also auf das, was man – nicht ganz korrekt – im Volksmund als »Blinddarmentfernung« bezeichnet, schon beim kleinsten Verdacht wurde operiert. Das habe ich als junger Mediziner selbst erlebt, die Blinddarm-OP wurde für uns zu einer Art Ritterschlag, mit ihr konnte man sich beweisen, seine manuellen Fähigkeiten entwickeln. Was mich damals schon wunderte: Bei der histologischen Untersuchung tauchten wiederholt Kotsteine auf, die im Inneren des Wurmfortsatzes gefunden wurden. Die Frage war: Wie kamen die Dinger dahin?

Und Sie haben das Problem gelöst?

Nein, leider nicht. In Wahrheit hat sich damals darüber kein Mediziner weiter den Kopf zerbrochen, auch ich nicht, weil ich die Gesetze der Biomechanik noch nicht so verinnerlicht hatte. Das änderte sich erst nach meinem Vietnam-Einsatz, dort wurden mir die Augen für vieles in der Medizin geöffnet. Die Kotsteine im Blinddarm hätten mich aber eigentlich schon früher auf den richtigen Weg bringen müssen – wenn ich quasi kriminalistische Ermittlungen angestellt hätte, wäre mir vielleicht aufgefallen, dass möglicherweise etwas mit den Wassertoiletten nicht stimmen konnte, ja, dass sich hier ein krasses Fehlverhalten des Menschen eingeschlichen hatte. Heute ist glasklar: Es war ein Kardinalfehler, von der naturrichtigen Hocke auf die bequeme Sitzhaltung in der Toilette zu wechseln, weil dadurch der entscheidende Antriebsimpuls auf die Darmpassage durch den Druck beider Oberschenkel gegen die Bauchwand fehlt.

Wie muss ich das verstehen?

Überlegen Sie mal: Wie kommt die Zahnpasta aus der Tube? Nur durch den Druck, ausgeübt zwischen Daumen und Zeigefinger. Bei der Darmpassage ist es nicht anders. In der Hocke wird die Aufgabe von Daumen und Zeigefinger von den Oberschenkeln übernommen – der rechte drückt gegen den aufsteigenden, der linke gegen den absteigenden Dickdarm, und alles läuft perfekt nahezu geradlinig ab!

Bei unseren Toiletten sieht das aber ganz anders aus. Der iranische Forscher Dr. Saeed Rad von der Tabriz University of Medical Sciences hat festgestellt, dass beim herkömmlichen Wasserklosett der Enddarm geknickt wird, was die Entleerung des Darms natürlich erschwert, was wiederum dazu führt, dass man unverhältnismäßig viel pressen muss. In der Hocke dagegen geht das viel entspannter – weil da eben dieser Knick entfällt und sozusagen freie Bahn herrscht. Nun kann man sich fragen, ob das so schlimm ist, wenn der Enddarm geknickt ist. Die Antwort: Ja, es ist schlimm. Eine mögliche Folge des falschen Stuhlgangs ist die Verstopfung. Die Betroffenen sind irgendwann verzweifelt, und statt sich nun anatomisch vernünftig zu verhalten, greifen sie in ihrer Not zu allen erdenklichen Hilfsmitteln, was zwar durchaus verständlich ist, aber auf Dauer die Probleme sogar verstärken kann.

Mit dieser chronischen Verstopfung fängt das Übel der Darmerkrankungen an. Oft ist auch die Darmentleerung nicht vollkommen, das heißt, Stuhlreste bleiben zurück. Die fangen dann allmählich an, die Darmwand zu schädigen, und in der Folge steigt das Dickdarmrisiko an.

Das klingt ja nun wirklich bedrohlich. Haben Sie noch mehr solcher Horrorgeschichten auf Lager?

Ja – denn insgesamt gesehen ist die Erkrankungskette der chronischen Verstopfung lang:

Sie führt zu einem Anstieg von Dickdarmkrebs, der die vierthäufigste Todesursache bezogen auf die krebsbedingte Sterblichkeit darstellt. Pro Jahr erkranken allein in den USA circa 150 000 Menschen an Dickdarmkrebs.

Durch die Druckerhöhung im Darm können Teile des Dickdarminhalts zudem leicht in den Dünndarm zurückfließen, weil das »Ventil«, die Ileocoecalklappe, geöffnet ist. Entzündungen im Dünndarm, wie die schwer zu behandelnde Entzündung Ileitis terminalis, sind möglicherweise die Folge, ja, sogar die Colitis ulcerosa oder der Morbus Crohn, die für die westliche Medizin immer noch viele Rätsel aufgeben.

Es geht noch weiter: Die Darmwand wird brüchig, es bilden sich sogenannte Divertikel, also lokale Ausstülpungen. Gelangen nun Stuhlreste in diese Hohlräume, so entsteht, analog zum Blinddarm, eine Divertikulitis. Jedes Divertikel ist gleichzeitig auch eine Präkanzerose, auf Deutsch: eine Gewebsveränderung, die für bösartige Veränderungen extrem anfällig ist!

Dann wurde festgestellt: Hämorrhoiden nehmen zu, 75 Prozent der Männer über 50 Jahre werden von Prostataerkrankungen befallen.

Häufig kommt es durch die Drucksteigerung beim Pressen auch zur Schädigung des Schamnervs, des Nervus pudendus, auch das kann bei Männern Prostatakrebs auslösen. Bei jungen Mädchen und Frauen bewirkt die Schädigung dieses Nervs die Endometriose – dabei gelangen Teile der Gebärmutterschleimhaut in Bereiche außerhalb der Gebärmutter und führen zu äußerst schmerzhaften Erkrankungen, die sehr stark zunehmen. Gegenwärtig leiden allein in den USA und in Kanada 5 ½ Millionen Mädchen und Frauen an so einer Endometriose.

Das ist ja das reinste Grauen! Ich seh schon die Schlagzeile: Die Killer vom stillen Örtchen …

Aber nun kommt's: Durch eine kleine Korrektur des täglichen Geschäfts erreichen wir, dass es weniger Verstopfung, vielleicht sogar weniger Darmkrebs und weniger Hämorrhoiden gibt! Und weniger Herztote!

Bitte – was? Wieso denn weniger Herztote durch die Hocke?

Weil Menschen mit akuten Herzproblemen durch starkes Pressen besonders gefährdet sind. Durch den immensen Druck kommt es nicht selten zu einem Herzinfarkt; was glauben Sie, wie oft der Notarzt auf die Toilette gerufen werden muss!

Die Druckschädigung des angesprochenen Schamnervs ist dabei von zentraler Bedeutung, weil dieser Nerv wichtigen Beckenorganen eine Art Gedächtnis gibt: Er reguliert zum Beispiel die Harnblase, die Prostata und die weiblichen Geschlechtsorgane. Auch hier besteht die Gefahr eines Kompressions-Syndroms, wie wir es bereits in Bezug auf die Hand besprochen haben. Es tritt auf, wenn der Pudendusnerv über zwölf Prozent traumatisch gezerrt wird. Kurz und gut: Auf die richtige Kompression bei der Darmpassage kommt es an! Und das ist eine wichtige Voraussetzung für gesunde Bonusjahre.

Ich fasse zusammen: Mit der Umrüstung unserer Toiletten ist der westlichen Gesellschaft ein fataler Fehler unterlaufen. Wir sitzen falsch, klemmen den Darm ein, behalten Reste, die wir nicht behalten sollten, und gefährden unser Herz!

Gut aufgepasst! Schauen Sie: In der Sportmedizin wird bei jedem Liegestütz vor der Pressatmung gewarnt, man soll also beim Hochdrücken nicht ein-, sondern bewusst ausatmen! Aber kein Mediziner warnt vor den Gefahren der Toilette, wo wir uns täglich mit hochrotem Kopf quälen, wir pressen und pressen, und das vor allem aus dem Kopf heraus! Achtung, Vorsicht: Herzinfarktgefahr!

Die Situation ist deshalb so prekär, weil das Herz, der Beckenboden, die inneren Organe insgesamt dabei einer exorbitanten inneren Drucksteigerung ausgesetzt werden, und das gleich doppelt: Da ist einerseits der Druck durch den verstopften Darm mit seinem oft nur träge fließenden Inhalt, weil er eine hochkalorische, schlackenarme Ernährung verarbeiten muss und durch Bewegungsmangel »seines« Menschen viele Fließeigenschaften einbüßt.

Und andererseits kommt es zu dem gefährlichen Valsalva-Manöver: Das Pressen aus dem Kopf heraus in tiefer Einatmung mit abgesenktem Zwerchfell und bei geschlossenem Kehlkopf.

Was für ein Manöver?

Das Valsalva-Manöver. Dabei atmet man tief ein, macht Nase und Mund dicht und baut durch die Anspannung der Atemmuskulatur einen starken inneren Druck auf – der in manchen Bereichen sinnvoll ist, zum Beispiel wenn Sie im Flugzeug den Druck auf den Ohren spüren oder beim Tauchen den Druck ausgleichen müssen. Auf der Toilette ist das allerdings gefährlich, denn bei diesem Pressen aus dem Kopf heraus fällt das Blutvolumen, das vom Herz in den Kreislauf gepumpt wird, um 55 Prozent ab, das Schlagvolumen reduziert sich auf ein Drittel des Ausgangswerts, das Blut gelangt nicht optimal in den Arterienkreislauf, die Sauerstoffsättigung beträgt nur 70 statt den üblichen 95 Prozent, und der Rückstrom des Bluts aus den Venen zum rechten Herzen wird stark beeinträchtigt.

Patienten mit akuten Herzproblemen sind deshalb besonders anfällig für die exzessive Überanstrengung durch starkes Pressen auf einer herkömmlichen Toilette. Daher ist es übrigens auf kardiologischen Stationen üblich, Abführmittel und Stuhlerweicher zu verabreichen, um so die hohe Belastung für den Patienten zu reduzieren.

Vielleicht sollte man tatsächlich auf unseren Toiletten einen Warnhinweis anbringen – »Pressen schadet der Gesundheit«!

»Müssen« muss man ja trotzdem, in dieser absoluten Notlage kann es nur eine Antwort geben …

Zurück zur Natur und ab in die Hocke! Richtig?

Ja, und ich erkläre noch einmal genau, warum: Der Grimmdarm (Colon) ist der Anfangsteil des Dickdarms in seiner aufsteigenden Richtung, von dem auch der Wurmfortsatz abgeht, in den durch das eben beschriebene Valsalva-Pressing Kotteile gelangen können, die dann die Blinddarmentzündung auslösen. In diesen aufsteigenden Dickdarm mündet auch die sogenannte Ileocoecalklappe, die eigentlich den Rückfluss von Darminhalt in den Dünndarm verhindern soll, die aber durch das Valsalva-Pressing versehentlich geöffnet werden kann. Die Folge auch hier: eine Entzündung. Vom aufsteigenden Dickdarm geht es in eine quer verlaufende Schlinge, die dann im linken Unterbauch in eine absteigende Schlinge übergeht. Diese wird in die S-förmige Sigmaschleife geführt, dem »Siphon« ihrer abführenden Kanalisation vergleichbar. Damit wird die Darmpassage verlangsamt, damit sie nicht unkontrolliert auf den Enddarm trifft. Dieser finale Schließmechanismus ist genial und großartig, denn er erfüllt im Normalfall zwei absolut gegensätzliche Funktionen optimal:

Bei angespanntem Muskel – genauer gesagt dem Puborektalmuskel – und verschlossener Ileocoecalklappe sind wir »kontinent«, also absolut wasserdicht. In diesem Modus ist der gesamte Dickdarm nach oben und unten fest verriegelt.

Glücklicherweise. Sonst wären ja große Samstagabend-Shows mit Publikum gar nicht denkbar, weil die Leute alle paar Minuten auf die Toilette müssten.

Richtig, der Kontinenz-Modus ist die Grundvoraussetzung, dass der Mensch überhaupt gesellschaftsfähig ist!

Kommen wir in den »Inkontinenz-Modus«, dann entspannen wir den sogenannten puborektalen Schließmuskel. Die Folge: Der Darminhalt hat freie Bahn, im besten Fall lediglich unterstützt durch die Kompression des linken Oberschenkels gegen den absteigenden Dickdarm. Dort liegt die Sigmaschlinge, die besonders auf diesen Anstoß angewiesen ist.

Nur in der naturrichtigen Hocke funktioniert der Inkontinenz-Modus perfekt. Wären wir im Stehen und im normalen Sitzen auf den Inkontinenz-Modus geschaltet, wäre das eine Zumutung für jeden Nachbarn, wir wären ganz einfach nicht gesellschaftsfähig!

Das Natürlichste von der Welt ist es also, dass wir uns bei unserer Arbeit, sei sie nun im Stehen oder Sitzen, im »Kontinenz-Modus« bewegen, anders geht es ja gar nicht. Es ist aber keinesfalls das Natürlichste von der Welt, dass wir so, wie wir arbeiten, auch unsere Toilettengewohnheiten verrichten, denn Arbeit heißt Anspannung, und das entspricht nun mal dem Kontinenz-Modus. Toilette steht für Entspannung – und das heißt Inkontinenz-Modus. Ja, und der funktioniert perfekt wirklich nur in der tiefen Entspannungshocke.

Bleibt nur die Frage – wie können wir diese Erkenntnisse im Alltag umsetzen? Es gibt nun mal überall die Wasserklosetts, und ich glaube nicht, dass wir das Ende dieser sanitären Einrichtung erleben werden. Muss ich also jedes Mal um meine Gesundheit fürchten? Was sind denn Ihre Erfahrungen?

Klar – wir können nicht von heute auf morgen all unsere Toiletten umrüsten, obwohl weltweit Bestrebungen im Gange sind, die menschengerechte Welttoilette zu entwickeln, entsprechende Entwicklungen laufen bereits in den USA und in Asien, und auch in Deutschland rührt sich etwas, ein entsprechender Kongress ist in Vorbereitung.

Da Sie sich bereits auf gutem Wege zurück in Ihre persönliche »Kauer-Power«-Position befinden, die wir schon besprochen haben, und Sie Ihre Waden und Achillessehnen schon aus ihrer Stressstarre befreit haben, ist die Hocke an der Wand für Sie sicher schon kein Problem mehr. Also, mein Tipp an Sie: Bei Ihrem nächsten Toilettengang zögern Sie das Sitzen auf dem Porzellanthron so weit wie möglich hinaus und begeben sich vorher, so lange wie irgend möglich, in die Entspannungshocke an einer Innenwand des Toilettenraums. Wichtig in dieser

Hocke ist der maximale Druck beider Oberschenkel gegen die Bauchwand, so lange wie möglich. Oder stellen Sie Ihre Beine auf einen Hocker und ziehen dann mit den Armen die Kniegelenke maximal gegen die Bauchwand, wodurch die Darmpassage beschleunigt wird, sodass das gefährliche Drücken aus dem Kopf heraus entfallen kann.

Inzwischen gibt es schon kleine Hocker aus Kunststoff, die man einfach vor die Toilette schiebt,

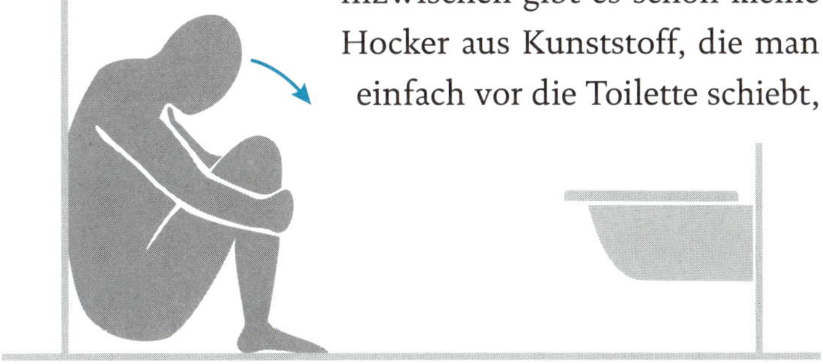

*Bauchwandkompression beider Oberschenkel in der Entspannungshocke an der Toilettenwand.*

sodass man aus dem normalen Sitzen heraus die Hocke praktizieren kann, so ist zum einen die Oberschenkelkompression auf die Bauchwand möglich, und zum anderen ist der puborektale Schließmuskel geöffnet, also alles ist auf die Entleerung durch den Inkontinenz-Modus geschaltet.

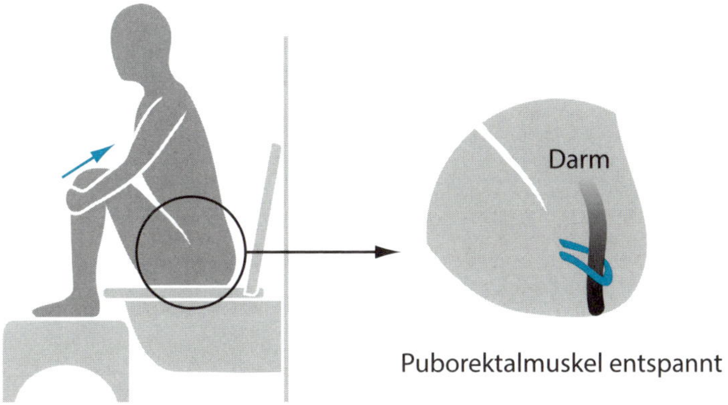


*Durch einen einfachen Fußschemel vor der Toilette ist die Hocke mit Oberschenkelkompression möglich.*

Ich habe noch eine Frage zu diesem Valsalva-Manöver. In nahezu jedem Film, in dem eine Frau ein Baby bekommt, hört man ja permanent den Rat: Pressen, pressen …

Oh je, dieses Kommando der Hebamme habe ich noch heute in den Ohren. Früher musste man nämlich in der Chirurgenausbildung auch eine gewisse Zeit in der Gynäkologie / Geburtshilfe absolvieren. Es war teilweise gruselig: Wie ein Geschoss wird da der kindliche Kopf in den engen Geburtskanal gepresst, und das oft mit allen tauglichen und untauglichen Mitteln, angefangen von den Saugglocken bis hin zu großen martialischen Zangen. Das Verletzungsrisiko für Mutter und Kind ist dabei gewaltig, der Druck auf den Beckenboden riesig, und entsprechend steigt die Verletzungshäufigkeit, die bis zu »Beckenorganvorfällen« führen kann, und dabei ist der Harnblasenvorfall noch das geringste Übel. Verständlich, dass viele Frauen der Entbindung zwar mit guter Hoffnung, aber auch mit großen Ängsten entgegensehen. Kein Wunder auch, dass die Kaiserschnittentbindungen in allen westlichen Ländern in den letzten Jahren drastisch gestiegen sind, in Deutschland kann mit circa einem Drittel Kaiserschnittentbindungen gerechnet werden, und der Trend hält an, denn auch der Geburtshelfer entscheidet sich gern für einen Tagestermin.

Und was die »natürliche« Geburt angeht: Unsere Frauen entbinden in einer falschen Körperhaltung, nämlich im Liegen. Richtig wäre die Entspannungshocke.

Kommt daher der Begriff »Niederkommen«?

Zumindest stimmt die Richtung. Die Geburt wird in dieser Position deutlich einfacher, schon allein deshalb, weil hier der Geburtskanal um circa ein Drittel größer ist als im Liegen.

Und warum ist diese Geburt dann noch so selten? Im Gegensatz zum Liegendgebären?

Weil die liegende Position am bequemsten ist – für den Arzt, die Hebamme oder die Geburtshelfer. Sie haben alles gut im Blick, alles unter Kontrolle. Für die werdende Mutter ist diese Position aber tatsächlich die ungünstigste von allen. Mittlerweile beginnt aber auch hier ein Umdenken, viele Kliniken lassen die Mütter wählen, auf welche Art und Weise sie ihr Kind bekommen wollen.

Das ist ja auch das Sinnvollste. Und wir raten schwangeren Frauen, rechtzeitig die Hocke zu üben.

Die Hocke spielt ja nicht nur während der Geburt eine entscheidende Rolle, sie kann bereits in der gesamten Zeit der Schwangerschaft dazu beitragen, dass das allgemeine Körpergefühl im optimalen Bereich ist. Durch sie können die Rückenbeschwerden reduziert werden, die entstehen, wenn während der Schwangerschaft durch das Gewicht des Kindes die mütterliche Lendenwirbelsäule gekrümmt wird. Tägliche Übungen können tatsächlich auch Depressionen verhindern, die viele Frauen bekommen, weil sie sich während der Schwangerschaft gar nicht mehr richtig bewegen können. Und dass die ordnungsgemäße tägliche Darmpassage, die allein durch die Volumenzunahme der werdenden Mama beträchtlich behindert wird, durch die Hocke wesentlich erleichtert wird – darauf wären Sie jetzt sicher auch selbst gekommen …

Ja, sicher. Fassen wir zusammen: Hocke und Schwangerschaft gehören zusammen.

Die Entspannungshocke ist unsere optimale Energie-Speicher-Position, von der alle aufbauenden Prozesse im menschlichen Körper profitieren können, auf die das werdende Kind natürlich besonders angewiesen ist.

Die sich steigernde Volumenzunahme in der Gebärmutter provoziert ein Hohlkreuz, das ist oft mit schmerzhaften Spannungen des Rückens verbunden, und auch Bandscheibenvorfälle sind dabei nicht selten.

Hämorrhoiden werden verhindert, von denen fünf Prozent der Frauen betroffen sind.

Darmverstopfungen werden vermieden, die leicht das innere Milieu des Babys stören können. Erinnern möchte ich an dieser Stelle auch an das »Storchenbein-Ritual« unter dem Stuhl, denn ein entspannter Mr. I. trägt ebenfalls dazu bei, dass die Entspannung im Beckenraum in allen Situationen optimal gestaltet werden kann.

KAPITEL 4

# Faszien-Jogging: Laufen im Turboantrieb des Katapulteffekts

**PROF. GERD SCHNACK**

Was tun Sie denn selbst für die nötige Fitness?

**FRANK ELSTNER**

Ich jogge.

Sehr gut. Wie sind Sie darauf gekommen?

Wenn ich ehrlich bin – nicht ganz freiwillig. Kennen Sie Günter Traub?

Ja, der war Eisschnellläufer. Mehrere Weltrekorde in der Altersklasse über 60. Ach ja, und ein Rollschuhläufer – übrigens auch der Einzige, den ich von dieser Sportart kenne …

Anfang der 70er-Jahre hatte ich mein erstes absolutes Karrierehoch – ich hatte mich durchgesetzt und war beliebt und angekommen bei Radio Luxemburg. Das Beste: Fast überall in Deutschland hörte und kannte man uns, ich hatte gute Kumpel wie Dieter Thomas Heck, Hans Meiser oder Rainer Holbe, wir hatten einen riesigen Erfolg, unsere Hitparade wurde zum Vorbild für viele andere Sender – um nicht zu sagen: Von uns wurde gern geklaut und kopiert …

Klar, wir haben viel gearbeitet, viel gefeiert, viel geraucht, aber Gott sei Dank nicht übermäßig viel Alkohol getrunken, doch irgendwann ist man dann am Limit –

und eventuell kurz darauf ein Stückchen darüber. Dabei dachte ich damals, meine Reserven seien unerschöpflich. In Berlin bin ich während der Funkausstellung plötzlich zusammengebrochen. Meine Mitarbeiter riefen voller Panik den Notarzt, der kam dann auch recht flott, und ich wurde mit Verdacht auf einen Herzinfarkt ins Krankenhaus gebracht. Glücklicherweise stellte sich der Herzinfarkt »nur« als Kreislaufkollaps heraus. Trotzdem – das war ein massiver Warnschuss, der mein Leben verändern sollte. Und zwar durch einen Mann, der selbst nur um ein paar wenige Zentimeter dem Tod von der Schippe gesprungen war. Günter Traub war nach seiner aktiven Laufbahn von 1969 bis 1970 der Nationaltrainer der US-Olympiamannschaft im Eisschnelllauf. Die Mannschaft war oft im Trainingslager in Long Beach. Da ging er eines Tages in ein Schwimmbad und wollte einen Auerbach-Salto präsentieren, vom Drei-Meter-Brett.

Auerbach – vorwärts abspringen und gleichzeitig einen Salto rückwärts einleiten …

… und gerade als er abspringen wollte, brach das Brett! Einfach so. Mittendurch. Nun hat man da nur noch wenig Chancen, den Sprung zu kontrollieren, vor allem, wenn man schon mitten im Schwung ist. Die Folge: Traub knallte mit seinem Körper gegen den Beckenrand. Und wenn man sich das Schicksal von Michael Schumacher vor Augen führt, der mit deutlich weniger Wucht unglücklich gefallen ist, kann man sich vorstellen, in welchem Zustand der Mann war. Es wurden 23 Brüche gezählt, und es bestand eine nicht gerade geringe Wahrscheinlichkeit, querschnittsgelähmt zu sein. Er war dann ein viertel Jahr im Krankenhaus, im Gipsbett, und man machte ihm wenig Hoffnung, dass er wieder ganz gesund würde. Aber er wollte unbedingt wieder laufen, und er hat sich seine eigene Therapie und Reha zusammengestellt, vor allem natürlich, um der drohenden Lähmung zu entgehen. Nach diesem körperlichen Totalschaden musste er mühsam alles wieder von Neuem lernen.

In seiner Zeit als Trainer der US-Nationalmannschaft war er auch in St. Moritz gewesen. Viele Sportler sind dort im Höhentrainingslager, um von den günstigen Auswirkungen der Höhe auf das Blut zu profitieren. Da es ihm dort so gut gefiel, hat er sich nach seiner Reha in St. Moritz niedergelassen, um andere Menschen fit zu machen. Auch recht aussichtslose Fälle wie mich.

Das ist ihm ja augenscheinlich ganz gut gelungen.

Das war damals auch wirklich kein Spaziergang. Günter Traub wurde mein Personaltrainer und hat ein wirklich knallhartes Fitnessprogramm zusammengestellt. Plötzlich war ich mitten im Höhentraining – 5 Kilometer laufen, 1000 Meter schwimmen, 30 Kilometer Skilanglauf: am Tag! Günter Traub war immer bei mir, keine Chance, mal zu faulenzen. Er hat meine Essensrationen gecheckt, mein Müsli angerührt, meine Getränke kontrolliert, meinen Schlaf überwacht. Das Ergebnis: Ich habe 14 Kilogramm abgenommen, mit dem Rauchen aufgehört, und seither gab es sicher keine zwei Tage hintereinander, an denen ich nicht Sport gemacht habe. Meist war ich beim Laufen – ich kenne die besten Joggingstrecken Deutschlands, alle Wege um die Hotels, in denen ich oft war. Als ich *Wetten dass ..?* moderiert habe, wurde das allerdings etwas schwieriger.

Weil Sie natürlich dauernd erkannt wurden.

Ich habe ja wirklich nichts gegen Autogrammjäger, aber wenn zum Beispiel an der Hamburger Außenalster alle paar Minuten einer nebenherrennt und meint »Wetten, dass ich schneller bin als du?« oder, noch origineller, »Wetten, dass ich rückwärts schneller laufe als du vorwärts?«, beginnt man doch die Vorteile eines privaten Laufbands zu schätzen. Manchmal habe ich, wenn abzusehen war, dass ich länger in einem Hotel bleiben würde, ein eigenes Laufband in den hoteleigenen Fitnessraum gestellt. Ich glaube, es sind immer noch ein paar meiner Geräte strategisch über die Republik verstreut. Aber seither fühle ich mich nur wohl, wenn ich mein Sportprogramm gemacht habe. Heute habe ich einen Ruhepuls von 43 Schlägen pro Minute – nicht schlecht, nicht wahr, Herr Professor?

Das ist extrem tief, ein sehr fleißiger Ausdauersportler, durchaus vergleichbar mit den hoch trainierten Tour-de-France-Fahrern!

Ja, das war ich tatsächlich. Jedenfalls hatte sich herumgesprochen, dass der kleine dicke Elstner, der, wie vorhin schon gesagt, als Kind nie richtig Sport treiben wollte, konnte oder durfte, plötzlich fit und munter durch die Gegend hopste. Das hat dann auch der damalige Präsident des Deutschen Sportbundes, Willi Weyer, mitbekommen. Der war auch der Innenminister von Nordrhein-Westfalen, das war für mich als Direktor von Radio Luxemburg das wichtigste Bundesland, weil dort immer die Hörfunk-Marktforschung betrieben wurde und wir so genau wussten, wie viele Hörer wir in Deutschland erreichten. Weyer hat mich gefragt, ob ich nicht ein Botschafter des Sportbundes werden will. Natürlich war ich gebauchpinselt, habe sofort zugesagt, und schwups, war ich offizieller Breitensportbeauftragter.

Kann man denn da etwas bewegen in dieser Position?

Man kann schon. Erinnern Sie sich noch an die »Trimm dich«-Bewegung? Die haben wir sehr stark befördert. Schon damals, Anfang der 70er-Jahre, war das Übergewicht ein Thema. Na ja, nach dem unseligen Krieg hatten die Leute Hunger, und in den Wirtschaftswunderjahren haben sie gegessen, was das Zeug hielt... und bis heute nicht aufgehört! »Ein Schlauer trimmt die Ausdauer«, »Trimm dich durch Sport«, »Laufen, ohne zu schnaufen« und ähnlich hießen unsere Kampagnen. Die hatten vor allem durch die Olympischen Spiele in München einen großen Schub bekommen.

Da gab es doch auch so ein Männchen...

Das war »Trimmy« – das Männchen mit dem hochgereckten Daumen. Das hat ruckzuck einen riesigen Bekanntheitsgrad erreicht. Genau wie mein Buch *Spiel mit*, das rund 300 000-mal verkauft wurde. Darin haben wir Spiele präsentiert zu Lande, im Wasser und in der Luft. Wir haben Tipps für Kindergeburtstage mit ordentlicher Aktion gegeben und solche Dinge. Ich war damals übrigens nicht der einzige Botschafter, auch Max Greger, Katja Ebstein und Udo Jürgens waren mit von der Partie. Ich wurde hauptsächlich bei den beliebten Spielfesten eingesetzt, allein in Berlin haben damals rund 50 000 Menschen mit uns zusammen gespielt. Dabei ging es in erster Linie nicht darum, unbedingt vorne zu sein oder etwas zu gewinnen, sondern darum, dass sich möglichst viele Menschen ohne Leistungsdruck bewegen. Diese Idee – weil wir vorhin über den Vietnamkrieg gesprochen haben – stammte aus Amerika. Dort nannte man das Prinzip »New Games«. Das war eine Antwort auf den Krieg in Indochina – die Amerikaner hatten genug von Kampf und Sieg und Niederlagen in Vietnam und wollten keine Wettkämpfe mehr, sondern einfach nur Spaß. Und dieses Konzept haben wir damals übernommen. Auf Grünflächen und Parks wurden die Spiele initiiert – nicht immer zur Freude der Stadtväter, die manchmal berechtigte Angst um ihre schönen, gepflegten Anlagen hatten.

Und was ist davon übrig geblieben?

Sehr viel. Hunderte von Tischtennisplatten in Parks, jede Menge »Trimm dich«-Pfade, die zwar zwischenzeitlich mal eher weniger frequentiert waren, aber allmählich wieder stärker genutzt werden. Das Prinzip müsste Ihnen doch gut gefallen.

Zumindest rennen heute deutlich mehr Leute durch den Wald als früher. Und man kann auf dem »Trimm dich«-Pfad sehr gut Ausdauer und Krafttraining kombinieren. Aber schön, dass wir jetzt mal wissen, wie Sie zum Joggen kamen und welch weit gefächerten Auswirkungen das hatte. Dieser Warnschuss in Berlin hat Ihr Leben also massiv verändert.

Noch in einer anderen Beziehung: Durch mein Training stiegen meine Freude und mein Interesse am Sport, und ich habe dadurch viele neue Freunde gefunden. Auch in *Menschen der Woche* hatte ich oft Sportler zu Gast, obwohl das etwas problematisch war, weil ja meist das *Sportstudio* gegen uns lief und die Sportfans ZDF guckten. Von Boris Becker über Hans-Joachim Stuck, Uwe Seeler bis hin zu Christina Obergföll und Britta Heidemann interessieren mich Sportlerbiografien immer sehr. Vor allem seit ich weiß, wie viel eiserne Disziplin und Ausdauer man braucht, um mal ganz oben zu stehen.

Sie haben ja gesagt, man muss sich jeden Tag bewegen, ich denke mal, das Gegenschwung-Stretching-Programm, die Übungen zur Hocke und die Vagus-Meditation sorgen dafür, dass man mit verhältnismäßig wenig Aufwand seine Elastizität verbessert, seine Körperfunktionen optimiert und sich wohler fühlt.

Genau. Dazu bewusstes Essen und regelmäßiges Jogging, das reicht schon, um spürbar gesünder und fitter zu leben.

In den vergangenen Jahrzehnten, durch die ich quasi durchgejoggt bin, ist mir aufgefallen, dass es immer mehr Läufer gibt. Am Anfang wurde man ja eher noch belächelt, wenn man schwitzend und schnaubend durch die Botanik getrabt ist.

Also in aller Bescheidenheit, ich glaube, ich bin einer der Menschen in Deutschland, die am längsten joggen. Ich bin schon gelaufen, da gab es den Begriff »joggen« noch gar nicht, bereits 1950 habe ich meine Mitschüler im Internat animiert, vor Schulbeginn um den Crivitzer See in der Nähe Schwerins zu laufen, eine vier Kilometer lange Strecke in schönster Mecklenburgischer Landschaft.

Und woher haben Sie gewusst, dass das Laufen Ihnen hilft?

Das war sicher unbewusst. Irgendwie habe ich gespürt – so nach stressigen Nachmittagen in der Chirurgie –, dass mir Bewegung guttut. Und dann habe ich das gemacht, was ja eigentlich am einfachsten ist, ich bin losgerannt. Das war schon zu Beginn der

40er-Jahre des vorigen Jahrhunderts. In Deutschland ging die Joggingbewegung erst 20 Jahre später los.

Und heute ist Joggen eine Massenbewegung.

Trotzdem muss man feststellen – es joggen oft die Falschen. Im Gelände sind gut trainierte Männer und Frauen unterwegs, sie rennen über die Strecke und plaudern noch gemütlich miteinander. Die sind alle fit. Aber trainieren müssten ja auch die Menschen, die eben nicht fit sind, die Diabetes haben, deutliches Übergewicht, Herz-Kreislauf-Probleme – gerade für die wäre es sehr wichtig, Sport zu treiben. Aber sie tun es nicht, von diesen Betroffenen mit beginnenden Gesundheitsschäden in der sekundären Prävention laufen nur circa zehn Prozent.

Klar, mit einem ordentlichen Übergewicht macht Joggen keinen Spaß. Da kann es schnell passieren, dass man sich überfordert.

Richtig, aber genau diese Bevölkerungsgruppe würde ungeheuer profitieren.

Also, Herr Professor, wie kriegen wir die nun auf die Piste?

Indem wir ihnen beibringen, wie man richtig läuft, und zwar mit dem Turboantrieb der Sehnen beim Faszien-Jogging, sodass der Mensch gelaufen wird, ähnlich wie die Lachse geschwommen und die Vögel geflogen werden.

Na gut, laufen können ja alle …

Aber viele laufen eben falsch, und durch die reine Muskelarbeit beim konventionellen Jogging bremst jedes Pfund auf den Rippen, sodass viele unter uns lieber gleich auf Bewegung verzichten, die nur mit Mühe und Schweiß betrieben werden kann.

Auch das noch. Wir sitzen falsch. Wir verhalten uns auf der Toilette falsch. Wir hocken falsch. Wahrscheinlich putzen wir uns auch falsch die Zähne ...

Das kann gut sein. Wie putzen Sie?

Na ja – elektrisch und immer schön im Kreis.

Falsch! Neueste Erkenntnisse zeigen, dass man »fegen« muss, und zwar von Rot nach Weiß, also vom Zahnfleisch zum Zahn.

Keine Kreisbewegungen, die können nämlich Nahrungsteile oder Bakterien ins Zahnfleisch befördern. Einfach nur wischen, und dann speziell die Zahnzwischenräume reinigen, dafür gibt es inzwischen sogar spezielle kleine Bürsten. Das habe ich gelernt, denn mehrmals im Jahr bin ich in Dresden bei den Zahnärzten und referiere zum Thema: »Deine Zähne sind saniert, ist es dein Körper auch?« Hier habe ich erfahren, dass man sich auch in der persönlichen Zahnpflege ausbilden lassen kann.

Ich hab's geahnt. Wir putzen falsch, und jetzt laufen wir auch noch falsch. Sie machen es uns aber auch nicht leicht. Wieso laufen wir denn jetzt falsch?

Sie müssen Jogger einmal genau beobachten. Da wird Ihnen auffallen, dass die meisten hauptsächlich mit dem Vorfuß laufen. Dieser Laufstil, sei es nun in

Straßenschuhen oder in Laufschuhen, bedeutet: hoher Muskeleinsatz! Der Absatz am Schuh verhindert, dass speziell die Achillessehne über ihre Grundlänge hinaus gedehnt wird. Dadurch wird aber auch verhindert, dass sie sich aktiv durch den Katapulteffekt mit in die Bewegung einbringen kann, indem sie nicht nur ihre Kraft überträgt, sondern ergänzende Beschleunigungskräfte neben dem Muskel erzeugen kann. Deshalb verschenken wir wertvolle Energie, und zwar bis zu 40 Prozent, weil – wieder einmal – der Gegenschwung fehlt, der ja eigentlich die zusätzliche Energie liefern könnte. Bei der absatzbetonten Vorfußbelastung bleiben die Sehnen passiv nur als Kraftüberträger zwischen Muskelmotor und Gelenk.

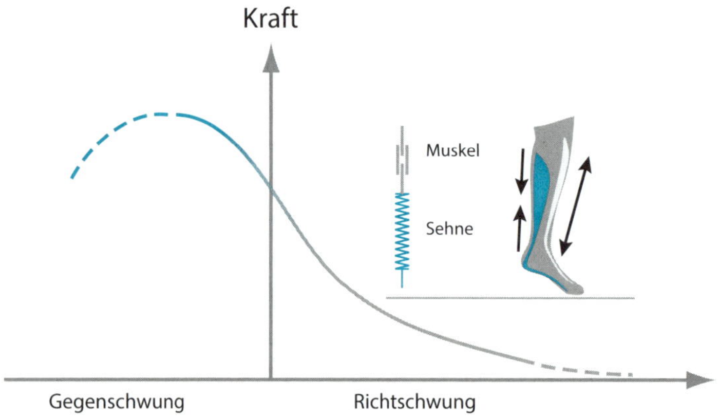


*Das absatzbetonte Vorfußlaufen blockiert die Sehnen und setzt durch betonte Muskelarbeit einen hohen Energieverbrauch voraus.*

Und wie mache ich es richtig?

Sie müssen auf der Ferse landen. Nicht auf dem Vorderfuß. Und wenn Sie es jetzt noch schaffen, den Fuß mit einem leichtem Gegenschwung aufzusetzen – und zwar schwungvoll federnd in leichter Vibration –, dann spüren Sie das 40-prozentige Energieplus, nach einiger Zeit sind Sie ein Profi und laufen nahezu schwerelos. Dabei setzen Sie mit der Außenkante im hinteren

Fersenabschnitt auf, dabei kippt der Fuß leicht im Sinne der Supination nach außen, rollt dann nach vorn mit Pronationsschub (Innendrehung) ab, sodass Sie sich automatisch in Höhe der kräftigen Großzehe abstoßen können. Hieraus ergibt sich logischerweise, dass der Fuß in Spiralform, wie könnte es auch anders sein, abrollt.

Sagen Sie, wie ist der perfekte Ablauf?

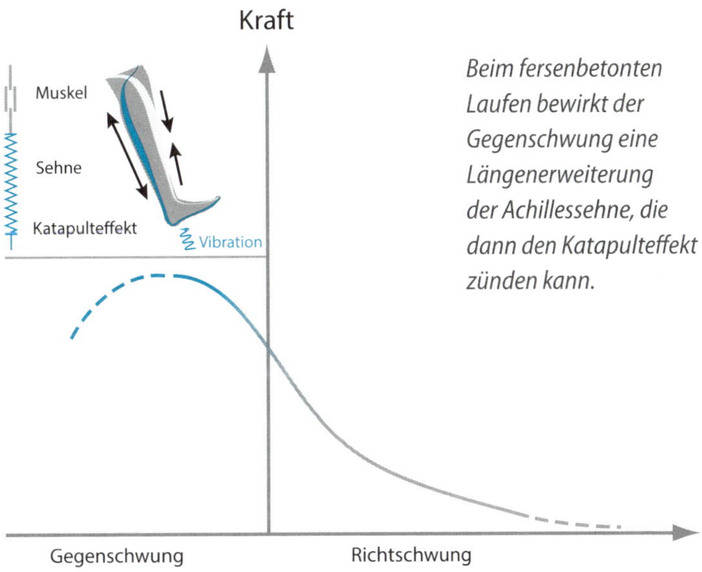


*Beim fersenbetonten Laufen bewirkt der Gegenschwung eine Längenerweiterung der Achillessehne, die dann den Katapulteffekt zünden kann.*

Jeder Schritt beginnt als hintere Abstoßphase mit dem Vorfuß, ausgelöst durch die Anspannung der Wadenmuskeln, dabei ist das Hüftgelenk maximal geöffnet.

Also doch ... wir laufen mit dem Vorfuß.

Ja, aber nur hier und nicht bei der Landung! Beim hinteren Abstoßen verkürzen sich alle Wadenmuskeln, und die Achillessehne überträgt lediglich die Kraft an die Hinterkante der Ferse, die sich darauf vom Boden deutlich abhebt. Das ist die betont muskuläre

Abstoßphase des Fußes hinten am Boden, wo man eigentlich nicht viel verkehrt machen kann, ob beim 100-Meter-Start oder beim Jogging.

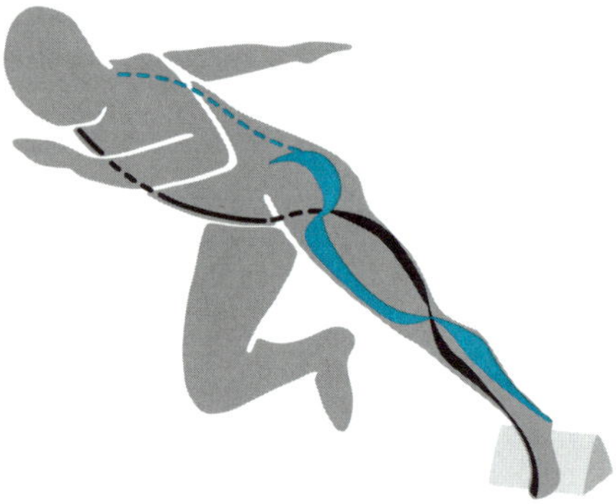

*Extreme Vorfuß- und Rückenbelastung durch den Schlingenaufbau der Muskulatur beim Start.*

Im Sprint über 100 Meter ist es bereits wieder der Vorfuß, der primär am Boden aufsetzt, was aber unserer gegensätzlichen rhythmischen Prägung widerspricht, und entsprechend hoch sind die Überlastungsschäden der Wadenmuskeln und Achillessehnen. Auf den Langstrecken ist die fersenbetonte vordere Fußlandung gefragt, der Auslösemechanismus für den Gegenschwung beim Aufsetzen der Fußes, um die Wadenmuskeln durch den Einsatz der Antagonisten (Gegenmuskeln) für eine kurze »Sauerstoffspritze« zu verlängern, wenn auf Dauer Wadenkrämpfe oder Muskelfaserverletzungen vermieden werden sollen.

Beim Faszien-Laufen ist diese fersenbetonte Fußlandung geradezu essenziell, denn nur hierdurch wird auch die Achillessehne durch den Gegenschwung über ihre Grundlänge hinaus gedehnt:

Der entscheidende Moment beim Faszien-Jogging ist die Zündung des Katapulteffekts der Achillessehne, die durch die Anspannung der Antagonisten (vordere Schienbeinmuskulatur) über ihre Grundlänge hinaus gedehnt wird und dann ihr gewaltiges Potenzial mit in den Antrieb nach vorn einbringen kann, sodass wir beim Laufen wie die Lachse im Wasser regelrecht nach vorn getrieben werden!

Die Fußlandung erfolgt mit der Außenkante der Ferse schwingend-federnd mit leichtem Gegenschwung. Das ist der Moment, wo der Vorfuß, betont durch die kurze Anspannung der vorderen Schienbeinmuskulatur (die Antagonisten der Wadenmuskeln), angehoben wird, die kurze »Sauerstoffspritze« für die Waden, die hierdurch kaum noch ermüden! Entscheidend ist aber die wirksame Längenerweiterung der Achillessehne, die sich katapultartig und hoch wirksam mit in den Antrieb einbringen kann.

Danach rollt der Fuß spiralförmig über den Boden nach vorn, er kippt dabei mit leichtem Pronationsschub nach innen, sodass der Abstoß schließlich in Höhe der Großzehe erfolgen kann, und alles beginnt wieder von vorn.

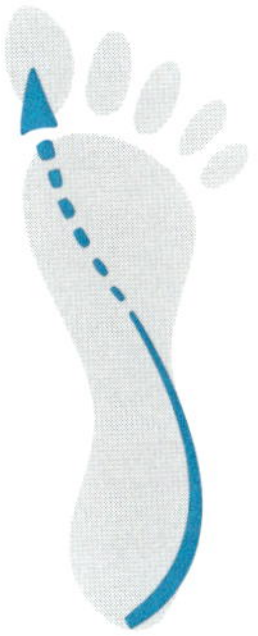

*Spiralförmig rollt der Fuß am Boden ab, und nur so können die gegenläufigen Gelenkachsen des oberen und unteren Sprunggelenks zusammengebracht werden.*

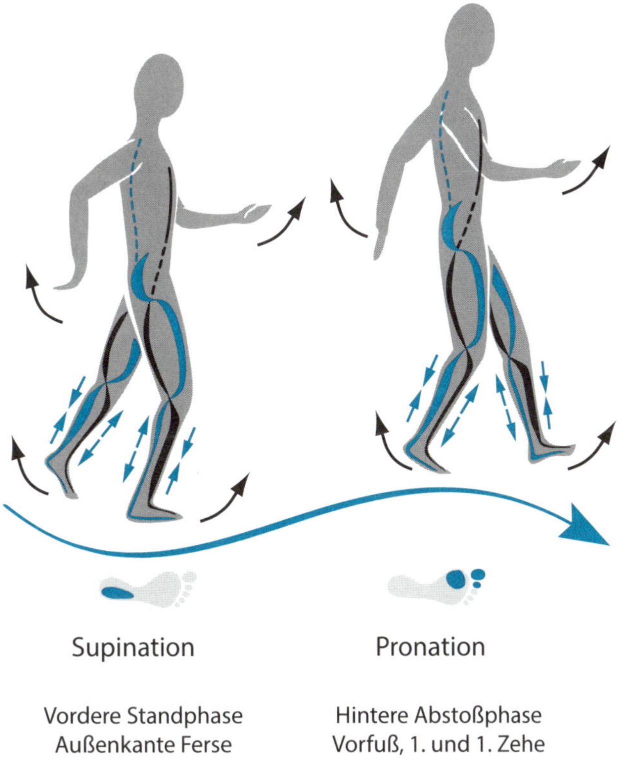


*Erst der Gegenschwung beim Faszien-Jogging in der Fersenbelastung ermöglicht auch die Längenerweiterung der Achillessehne, und der Katapulteffekt wird ausgelöst.*

Das ist der entscheidende Moment des Faszien-Laufens, denn durch den vorausgegangenen Gegenschwung wurde die Achillessehne maximal gedehnt, die wellenförmigen elastischen Fasern wurden katapultartig erweitert. Jetzt sind sie da, die zusätzlichen Beschleunigungskräfte, die wie ein gespannter Bogen die Muskelarbeit eben bis zu 40 Prozent ergänzen können. Die Voraussetzung für diesen Energieschub ist allerdings die vorausgegangene vordere Fersenlandung mit Gegenschwung in Vibration!

Jeder Schrittansatz beginnt bereits mit dem betonten Gegenschwung im Hüftgelenk, sodass es jetzt die Hüftbeugemuskulatur ist, die über ihre Grundlänge hinaus gedehnt wird, damit danach das Bein kraftvoll nach vorne schwingen kann. Diese hintere Schwungphase geht dann in die vordere Standposition über, eingeleitet durch die vordere Landephase des Fußes am Boden, dabei stehen zwei Möglichkeiten offen, Fersen- oder Vorfußbelastung? Oder besser gesagt drei: Ferse, Mittelfuß oder Vorfuß, das ist hier die Frage. Entscheidend ist hierbei die Geschwindigkeit, in der schnellen Gangart, im Sprint, ist reines Vorfußlaufen angesagt, der Läufer hat gar nicht die Zeit, den ganzen Fuß abzurollen, das ist also »Ballett der Tartanbahn«. Mittelstrecken werden im mittleren Drittel der Fußaußenkante belastet, und schließlich auf den Langstrecken gilt alle Aufmerksamkeit der Fußlandung dem hinteren Drittel der Ferse. Dabei wird der Fuß mit den Zehen leicht nach oben gedrückt, ausgelöst durch die kurze Anspannung des vorderen Schienbeinmuskulatur. Dieser Vorgang ist ganz entscheidend, weil hierdurch die Wadenmuskeln und die Achillessehne kurz über ihre Grundlänge hinaus gedehnt werden, mit der Folge, dass die überlasteten Waden kurz mit Sauerstoff versorgt werden. Nur so können auf den Langstrecken Wadenkrämpfe vermieden werden.

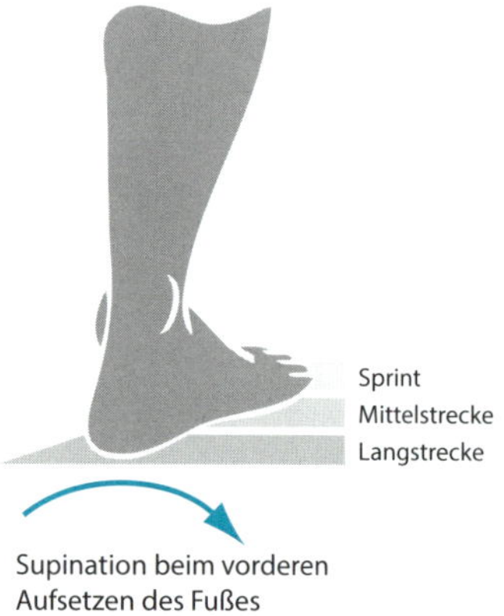


*Drei Aufsatzpunkte gibt es an der Außenkante des Fußes: hintere Ferse auf der Langstrecke, mittlerer Bereich auf der Mittelstrecke und vorn beim Sprint.*

Geradezu vorbildlich war die Lauftechnik des berühmten finnischen Langstreckenläufers Paavo Nurmi, der zu seiner Zeit praktisch konkurrenzlos war und alle Rekorde im Ausdauerbereich gebrochen hat. Optimale vordere Fußlandung mit der Außenkante der Ferse, der zündende Katapulteffekt durch den Gegenschwung wird dokumentiert durch die Anspannung der vorderen Schienbeinmuskulatur (im Foto erkennbare Verdickung), und das Knie ist im Moment der vorderen Landung circa 20 Grad gebeugt, sodass die zentralen und dickwandigen Knorpelbereiche im Knie belastet werden.

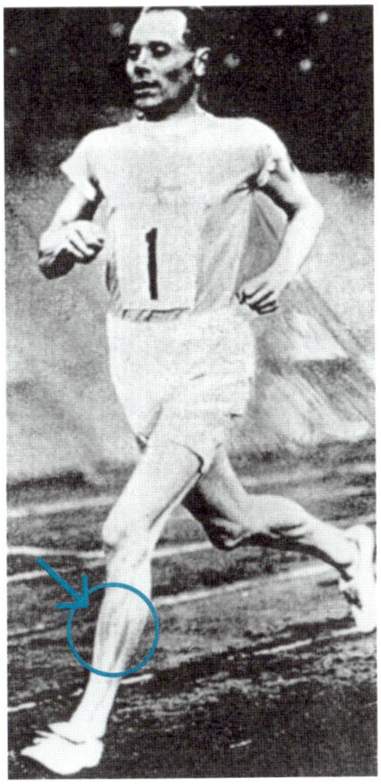

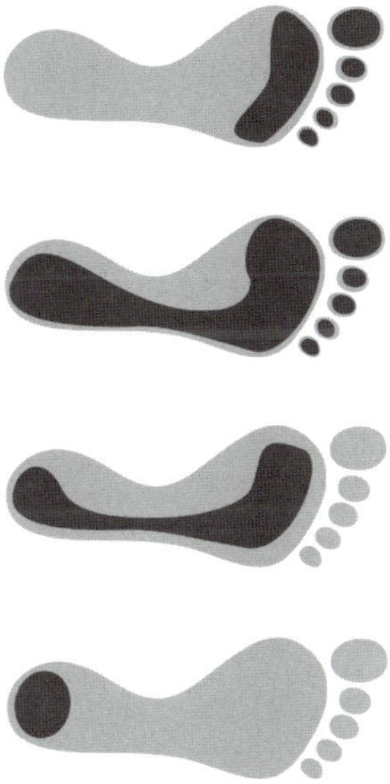

*Der finnische Rekordläufer Nurmi macht bei der vorderen Fußlandung alles richtig, man beachte beim Fersenaufsatz die Verdickung der vorderen Schienbeinmuskulatur zur Längenerweiterung der Achillessehne, die dann den Katapulteffekt zünden kann.*

Die meisten landen ohne Gegenschwung auf dem Vorderfuß – dabei wird die Achillessehne nicht gedehnt, sie dient praktisch nur als passiver Kraftüberträger der Wadenmuskulatur, und damit fehlt der Katapulteffekt, Sie verlieren Energie und müssen alles über die Muskeln abwickeln. Achten Sie mal darauf, in der Regel ist diese Lauftechnik auch noch mit einem hohen Kniehub verbunden, was wiederum sehr viel Kraft kostet.

Okay. So also nicht. Wie machen wir es richtig?

Der Fuß landet also an der hinteren Außenkante der Ferse, das Knie wird dabei nur maximal 20 Grad gebeugt, schon das spart sehr viel Kraft. Die Fersenbelastung geht praktisch mit einem leichten Anheben des Vorfußes und der Zehen einher, ausgelöst durch eine kurze Anspannung der Antagonisten an der Streckseite des Unterschenkels. Die vordere Schienbeinmuskulatur mit dem Steigbügel des Wadenbeins reagiert mit kurzer Anspannung. Hier geben Sie den Beschleunigungsimpuls durch die Längenerweiterung der Achillessehne, vergleichbar der Aufladung des Katapults – einmal durch den Gegenschwung und zum anderen durch die Sehnenspindeln, die eine zusätzliche Entspannung der Sehne bewirken! Jetzt wird die größte Sehne des menschlichen Körpers extrem gedehnt und die eingelagerte Energie als kinetische Bewegungsenergie mit in den Antrieb eingebracht. Das ist phänomenal und bewirkt die Leichtigkeit des Faszien-Joggings.

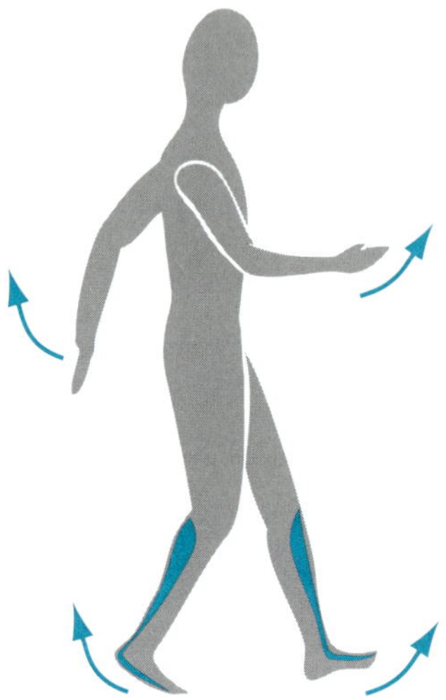

*Beim Faszien-Jogging rollt der Fuß spiralförmig über Ferse und Vorfuß ab.*

Nach der Landung auf der Ferse rollt jetzt der Fuß nach vorne ab, und die Abstoßphase des Vorfußes beginnt von Neuem.

Am Fuß oder besser am Sprunggelenk kommt eine besondere Aufgabe auf uns zu, denn zwei unterschiedlich verlaufende Bewegungsachsen müssen miteinander verbunden werden: Die horizontal verlaufende des oberen Sprunggelenks, die das Heben und Senken des Vorfußes steuert, und die mehr oder weniger senkrecht verlaufende Achse des unteren Sprunggelenks, die das Heben und Senken der äußeren Fußränder ermöglicht. Wie können wir beide Gelenkachsen miteinander verbinden?

Keine Ahnung – ich bin raus …

Will man beide Gelenkachsen miteinander verbinden, so kann das nur die Spirale zustande bringen. Daraus ergibt sich die Schlussfolgerung, dass die Abrolllinie des Fußes eine Spiralbewegung und keine Frontalbewegung ist.

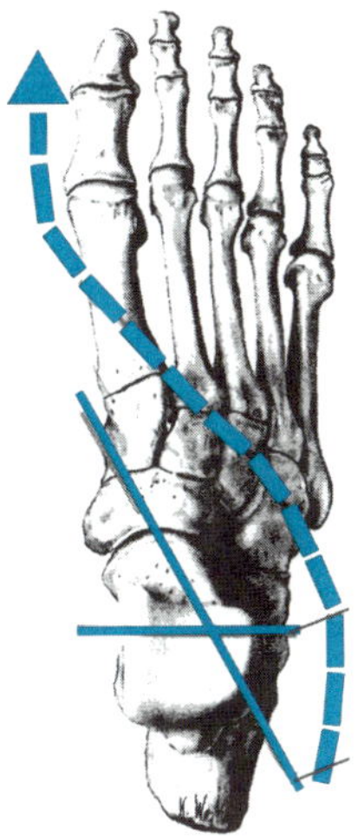

*Erst die spiralförmige Abrolllinie ermöglich das komplexe Zusammenspiel der horizontalen und vertikalen Gelenkachsen des oberen und unteren Sprunggelenks.*

Bedeutet das, dass ich »spiralförmig« joggen muss?

Genau. Sie müssen den Vorfuß in Richtung der kräftigen großen Zehe abstoßen – aber das machen Sie sowieso automatisch, denn beim geraden Abrollen des Fußes würden die kleinen Zehen schnell an ihre Leistungsgrenze gelangen. Im Übrigen war dies auch der entscheidende Moment, wodurch im Hochsprung durch den Fosbury-Flop der Weltrekord gesteigert werden konnte, denn im Augenblick des Absprungs dreht der Springer spiralförmig den Absprungfuß am Boden, sodass das ganze Potenzial der Achillessehne mit in den Sprung eingebracht werden kann.

Rollt der Fuß beim Faszien-Jogging betont spiralförmig am Boden ab, so wird auf dieser geschwungenen Bahn der Gegenschwung mit seinem Katapulteffekt noch gesteigert, weil die Zugkräfte, die sich auf die elastischen Fasern auswirken, aus verschiedenen Winkelpositionen zur Wirkung kommen, wodurch das hohe Erregungspotenzial der Sehnenspindeln leichter erreicht werden kann.

Noch ein Wort zum Aufsetzen des Fußes am Boden mit der Außenkante, denn in der Statik gibt es zwischen Mann und Frau entscheidende Unterschiede. Die Männer neigen mehr zum O-Bein (Genu varum), Frauen, allein bedingt durch das breitere Becken, tendieren zu einem X-Bein. Wenn der Fuß bei Männern seitlich zu stark nach außen unten abkippt, kann man das bei den Laufschuhen durch eine »Supinationsstütze« korrigieren. Umgekehrt können Frauen, deren Fuß stark nach innen gedreht ist, das durch eine »Pronationsstütze« ausgleichen.

Vielleicht noch einmal konkreter – wie ist der perfekte Bewegungsablauf? Wie bereite ich mich vor, worauf muss ich aufpassen?

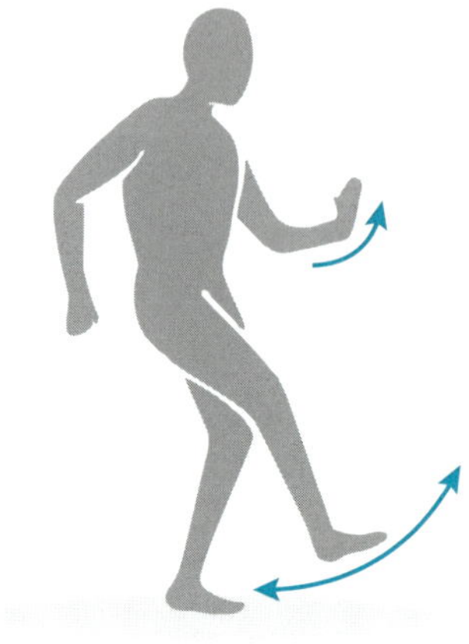

*Aus dem Standbein heraus schwingt das andere Bein vor und zurück, dabei wird das vordere Schwungbein vom Arm der Gegenseite begleitet.*

Wir beginnen die Praxis zunächst mit dem Einbeinstand links, das rechte Bein schwingt aus der Hüfte mit leichtem Gegenschwung nach vorn und zurück, und der Fuß setzt fersenbetont mit der Außenkante im hinteren Drittel auf. Dasselbe auf der Gegenseite. Schwingt das linke Bein nach vorn, wird es vom rechten Arm begleitet – das kennt man ja auch vom normalen Gehen oder Langlauf –, dabei ist das Ellbogengelenk bis zu 90 Grad gebeugt. Und achten Sie darauf: Wenn der rechte Arm vorwärtsschwingt, sind die Finger extrem gestreckt und gespreizt. In der Rückbewegung machen Sie dagegen eine feste Faust.

Und nun geht es gemächlich vorwärts. Sie stehen auf dem rechten Fuß und hüpfen leicht federnd in die linke Standphase, rollen links spiralförmig den Fuß über den großen Zeh ab, am Anfang alles sehr langsam, mit betonter Stand-Abroll-Phase, darauf leicht federnd gehüpft in die rechte Standphase etc. Die Arme schwingen seitlich in der Diagonaltechnik, weit nach hinten und nach vorn bis in Höhe der Schläfen. Und vergessen Sie nicht, die Finger beim Vorschwingen extrem zu strecken, das ist wichtig. Dieses Faszien-Jogging ist eine bestimmte Art des Sprunglaufs, wie man es auch bei Anlauf zum Dreisprung kennt, das heißt leicht federnd bewegen Sie sich in den nächsten Schritt, dann rollt der Fuß spiralförmig am Boden ab, sodass diese Standphase im Gegensatz zum »normalen« Jogging bewusst betont und auch zeitverlängert durchgeführt wird. Auf diese Weise sind Sie beim Laufen ganz auf den Weg konzentriert, und damit entfallen zunächst praktisch alle Zeit- und Zielvorgaben.

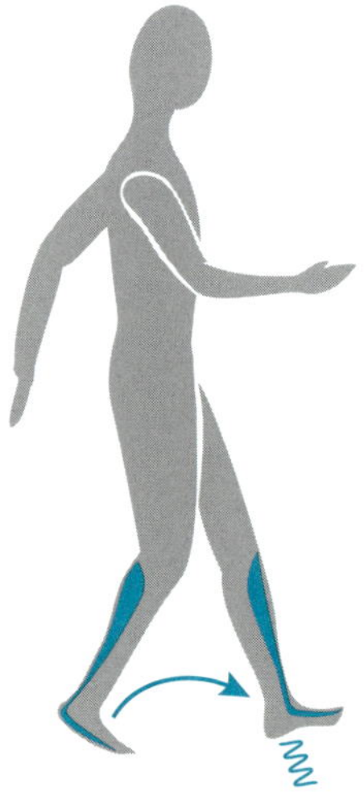

*Aus dem rechten Standbein heraus springen Sie leicht federnd-schwingend nach vorn auf das linke Schwungbein, das mit der Außenkante der Ferse aufsetzt.*

Das ist der Einstieg ins Faszien-Jogging, der wird natürlich mit zunehmenden Training fließender, zügiger. Lassen Sie sich zu Beginn alle Zeit der Welt, schulen Sie bewusst Ihre Koordination und bleiben Sie wiederholt länger auf einem Bein stehen.

Okay. Und dann jogge ich fröhlich los. Im Turbomodus.

Und dann variieren Sie. Bewegen Sie sich einfach mal über vier oder mehr Schritte fersenbetont vorwärts und dann vorfußbetont rückwärts, also in die umgekehrte Richtung. Betonen Sie bei diesem leichten Sprunglauf die Standphase für einen kurzen Moment, um danach sofort den nächsten Schritt einzuleiten. Vorwärts setzt die Ferse schwingend-federnd mit Gegenschwung auf, dabei können Sie den Oberkörper leicht beugen. Rückwärts wird der Vorfuß betont auf den Boden geschlagen, was aus einer stärkeren Kniebeuge heraus passiert, danach rollt der Fuß nach hinten in Richtung hintere Ferse ab, hierbei ist der Oberkörper verstärkt aufgerichtet. Damit verfügen Sie bereits über Ihr erstes Faszien-

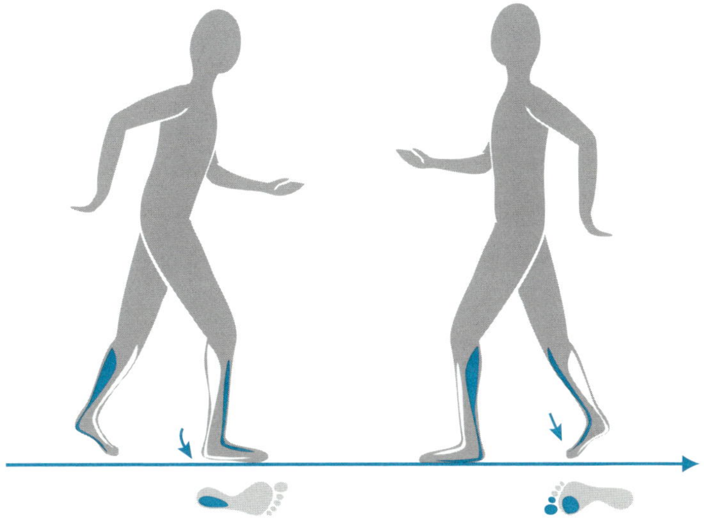

*Vorwärts laufen Sie fersenbetont, dabei ist der Oberkörper leicht gebeugt, rückwärts vorfußbetont, der Oberkörper wird mehr aufgerichtet.*

Jogging-Programm. Das Besondere dieses bewussten Laufens aus den Sehnen heraus ist, Sie brauchen keinen langen Laufparcour. Im Garten, auf einer Rasenfläche, auf einer stillen Terrasse im Hotelgelände oder sogar am Bahnsteig können Sie so trainieren. Sie sparen wieder enorm Zeit – und brauchen nicht immer stundenlang durch den Wald zu rennen.

Nach einer Eingewöhnungszeit sind Sie bald in der Lage, Serpentinen zu drehen, im Kreis in Rechts- und in Linksdrehung, Sie haben die Wahl.

Oder Sie drehen eine 180-Grad-Pirouette rechtsherum, laufen dann vier Schritte rückwärts und wieder in einer Rechtsdrehung in die frontale Ausgangslage zurück und vorwärts weiter. Nach kurzer Zeit folgt die gleiche Wiederholung der Pirouette, diesmal linksherum etc.

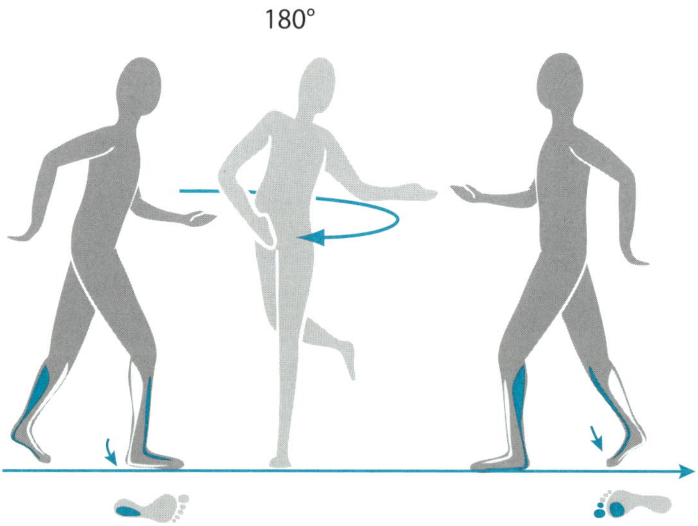


*Sie laufen fersenbetont vorwärts, drehen eine halbe Pirouette, laufen mehrere Meter vorfußbetont rückwärts und drehen dann wieder über 180 Grad in die Vorwärtsrichtung zurück.*

Dann folgt die 360-Grad-gedrehte Rechtspirouette, lassen Sie sich dabei Zeit für die ganze Körperdrehung, drehen Sie Schritt für Schritt in die neue Richtung und setzten danach den Lauf in Frontrichtung fort.

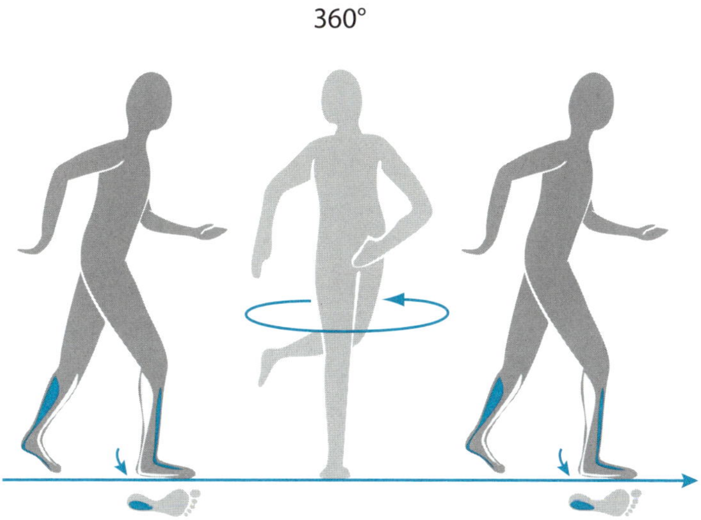


*Sie laufen fersenbetont vorwärts, drehen über 360 Grad die Ganzkörperpirouette und laufen weiter vorwärts.*

Ich frage mich, was die Leute denken werden, die mich bei diesem Joggen beobachten. Wahrscheinlich halten sie mich für völlig orientierungslos. Aber ich muss zugeben, dass es einleuchtend klingt. Je mehr Muskeln und Sehnen beteiligt sind, umso besser und umso umfassender werde ich trainiert. Auch wenn es im Moment noch etwas kompliziert klingt. Haben Sie noch ein paar Variationen auf Lager?

Wie wäre es mit einer Achtertour; die erste halbe Acht vorwärts und die zweite halbe Acht rückwärts. Sie können sich die Acht auf einem Plattenbelag auch mit Kreide einzeichnen und den geschwungenen Linien folgen. Auf hartem Boden sollten Sie in jedem Fall optimal gefederte Schuhe mit Plateausohle benutzen. Wenn Sie das Prinzip einmal verinnerlicht haben, ergeben sich unzählige Trainingsmöglichkeiten, ein optimaler Zeitvertreib zum Beispiel am Bahnhof, vor Kurzem von mir erfahren bei einem unliebsamen Aufenthalt in Plochingen über 30 Minuten, die Zeit verging wie im Flug, und niemand hat von meinen »Tanzschritten« in irgendeiner Form Kenntnis genommen.

Auch jede Treppe, dabei genügen vier Stufen, kann für diese spezielle Art des Trainings genutzt werden, sowohl vorwärts als auch rückwärts treppauf. Schwungvoll federnd meistern Sie jede Stufe vorwärts, dabei landen Sie mit der Außenkante der Ferse und rollen spiralförmig nach vorn auf der nächsthöheren Stufe ab. Interessant wird es in der Rückwärtstechnik, denn da schulen Sie auch speziell die Koordination und landen betont mit dem Vorfuß, der dann nach hinten zur Ferse abrollt. Abwärts geht es dann entweder vorwärts mit betonter Fersenlandung bei leicht gebeugtem Knie oder rückwärts in Vorfußlandung, wobei jetzt der Fuß in Richtung Vorfuß abrollt, eine spezielle Form des dynamischen Stretchings, also die spezielle Dehnung, die direkt mit in die Bewegung eingebaut ist.

**Das Retro treppauf über vier Stufen ist ein hervorragender Pausenfüller am Bahnhof, die Zeit vergeht wie im Fluge, Sie müssen im Winter nicht mehr frieren, weil Sie sich aktiv erwärmen, und Sie behalten Ihr Gepäck ständig unter Kontrolle!**

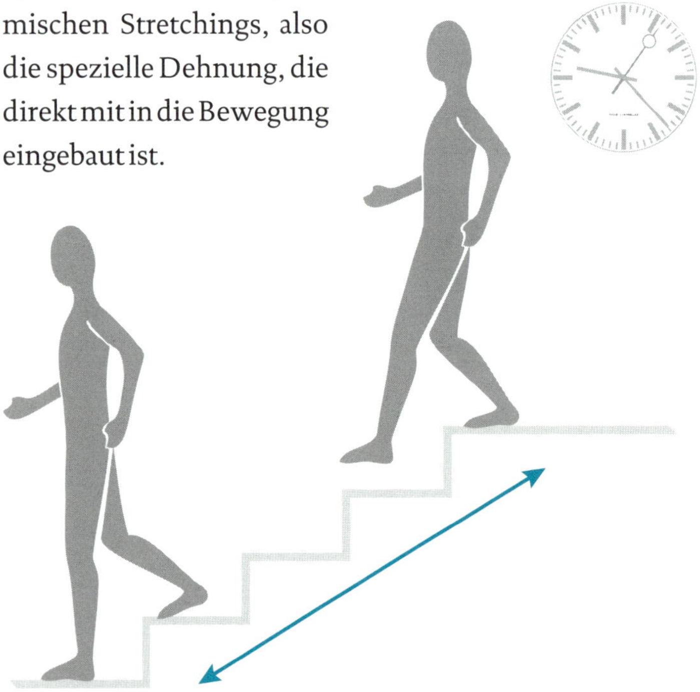

*Über vier Stufen treppauf rückwärts vorfußbetont und anschließend treppab fersenbetont, in ständiger Wiederholung.*

Ach, das zählt auch?

Ja, dieses Vierstufen-Training ist ein hervorragender Pausenfüller am Bahnhof, schnell sind 15 Minuten vergangen, weil Sie nicht mehr zielorientiert warten müssen, bis die Zeit langsam vergeht. Bevorzugen sollte man die Rückwärtstechnik nicht nur wegen der optimalen Trainingswirkung, sondern auch wegen der Möglichkeit, stets ein wachsames Auge auf den Koffer haben zu können.

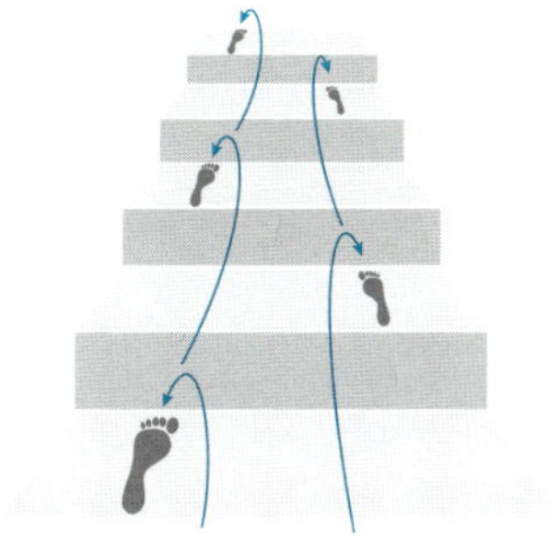

*Treppauf mit den typischen Seitsteps von links nach rechts, eine optimale Vorbereitung auf den nächsten Skiwinter.*

Vorwärts treppauf können Sie mit den Füßen auch seitlich versetzt auftreten, von links nach rechts und umgekehrt, wieder mit Supinationsschub, sodass der Fuß betont auf der Außenkante landet. Das ist der typische Umsteigeschwung, wie er beim alpinen Skisport und da besonders beim Riesenslalom gefahren wird. Also: Vor dem nächsten Skiurlaub ist es ratsam, einfach diese Technik auf Treppen zu trainieren.

Auch das Seilspringen ist übrigens ein optimales Faszien-Jogging. Sie springen federnd, leise schwingend, fersenbetont, beugen dabei aber nur unwesentlich die Kniegelenke, um dadurch längere Trainingseinheiten durchstehen zu können. Es ist eine echte Herausforderung, gehen Sie es mit Bedacht an und denken Sie an gut gefederte Laufschuhe.

Sie stehen aufrecht, die Arme liegen eng am Körper. Der Drehimpuls entsteht durch Vorwärtsdrehen der Handgelenke, und bei jeder Drehbewegung erfolgt ein Sprung über das schwingende Seil. Sie beginnen mit wenigen Sprüngen, bis Sie zehn bis 20 Sprünge beherrschen, Fernziel sind 3 x 1 Minute!

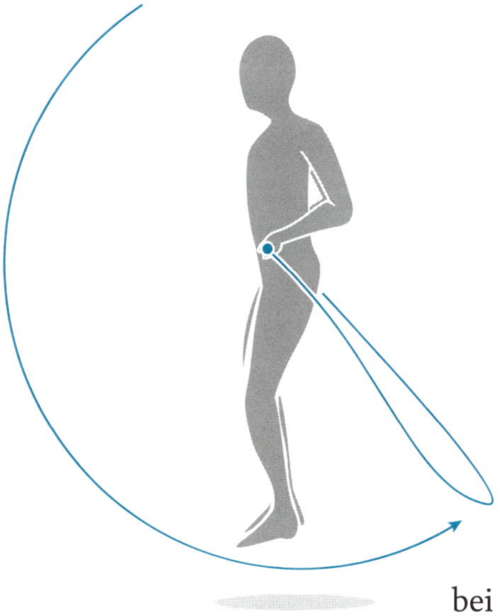

*Das Seilspringen aus frühen Kindertagen ist ein hervorragendes Faszien-Training.*

## Komplexes, koordinatives Faszien-Jogging in neun Stationen!

*Faszien-Jogging in 9 Stationen, analog zur Pflicht beim Eiskunstlauf: ein optimaler Pausenfüller und eine Bewegungschance für Menschen mit Übergewicht, Bluthochdruck, Typ-II-Diabetes*

Sie beginnen das Programm mit wenigen Minuten, erarbeiten sich Schritt für Schritt alle Stationen, bis Sie schließlich das Ganze in 30 Minuten ohne Pause abwickeln können. Bei diesem speziellen Lauftraining praktizieren Sie bei jedem Schritt ein »Stretching im Vorübergehen«, sodass Sie diesen Ausgleich am Ende einsparen. Diese Form des Faszien-Joggings richtet sich speziell an die Menschen, die bisher beim Laufen im Abseits standen, Menschen mit Übergewicht, Bluthochdruck, Typ-II-Diabetes. Außerdem ist es schnell für alle Berufstätige machbar, weil es im eigenen Garten praktiziert werden kann oder selbst bei unliebsamen Wartezeiten am Bahnhof!

*Station 1*

Sie laufen mehrere Meter fersenbetont vorwärts und die gleiche Strecke vorfußbetont rückwärts. Vorwärts ist der Oberkörper leicht nach vorn gebeugt. Die Arme schwingen seitwärts vor und zurück, nach vorn bis in Schulterhöhe, Finger maximal gestreckt in der Vorbewegung, Faustschluss in der Rückbewegung der Arme. Sie atmen kontinuierlich durch die Nase ein und auch aus, Mund geschlossen, so wird die Luft angewärmt, angefeuchtet und gereinigt, ein optimaler Schutz gegen Halsentzündungen. Durch die konsequente Nasenatmung (Totraumtraining) können Sie sich nicht überfordern und bleiben automatisch in der sauerstoffreichen (aeroben) Trainingszone, was bei beginnenden Herz-Kreislauf-Schäden sehr wichtig ist. Laufen Sie zu schnell, reicht die Nasenatmung nicht mehr aus, Sie

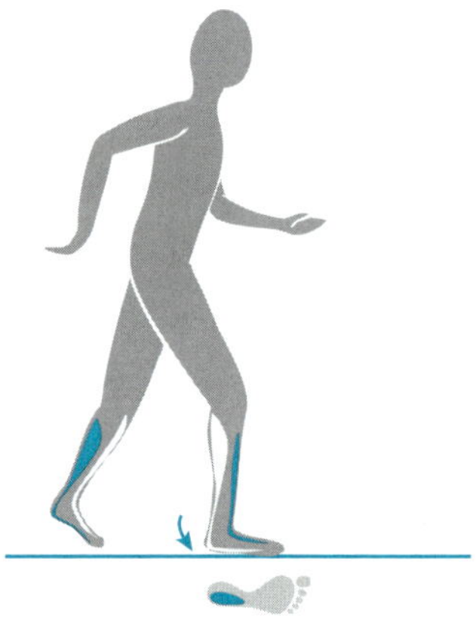

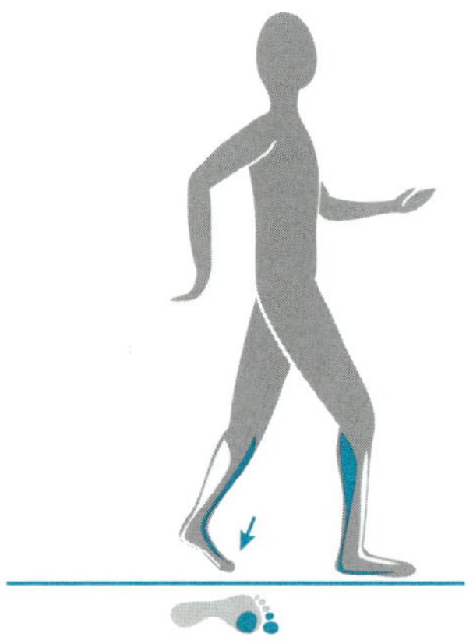

*Sie laufen mehrere Meter fersenbetont vorwärts, der Oberkörper leicht nach vorn gebeugt, dann die gleiche Strecke vorfußbetont rückwärts in verstärkter Körperaufrichtung.*

müssen Ihr Tempo verlangsamen. Dieses atemgesteuerte Ausdauertraining erspart Ihnen Pulsuhren oder manuelle Pulskontrollen während des Trainings.

*Station 2*

Dann laufen Sie vorwärts in wechselnden, engen Schlaufen hin und her im Vorwärtsgang, in den engen Kurven wird automatisch das spiralförmige Abrollen der Füße am Boden betont.

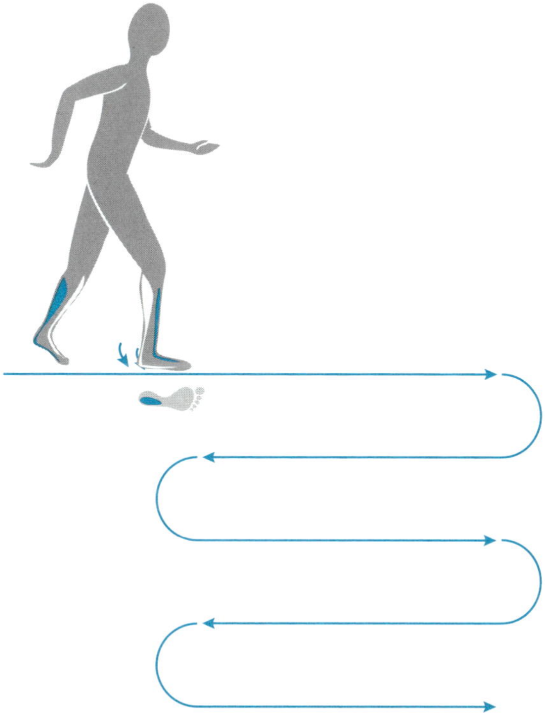

*Fersenbetontes Laufen in engen Schlaufen, wodurch das spiralförmige Abrollen des Fußes gefördert wird.*

*Station 3*

Sie laufen in großen Serpentinen vorwärts, auch hierbei verstärkte Spiralspur beider Füße am Boden.

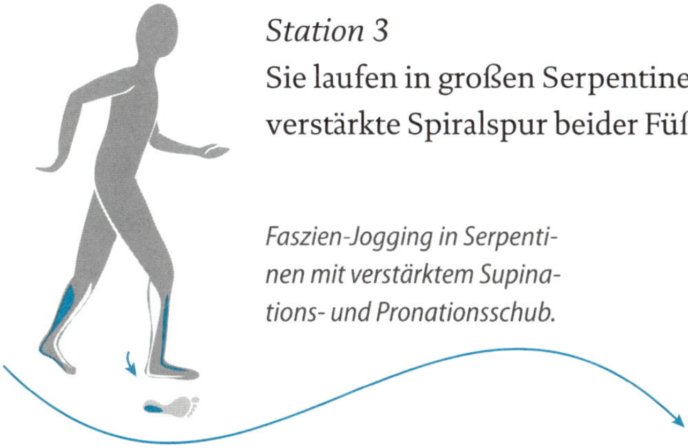

*Faszien-Jogging in Serpentinen mit verstärktem Supinations- und Pronationsschub.*

*Station 4*

Sie laufen in Achtertouren vorwärts und in gewundener Spiralspur.

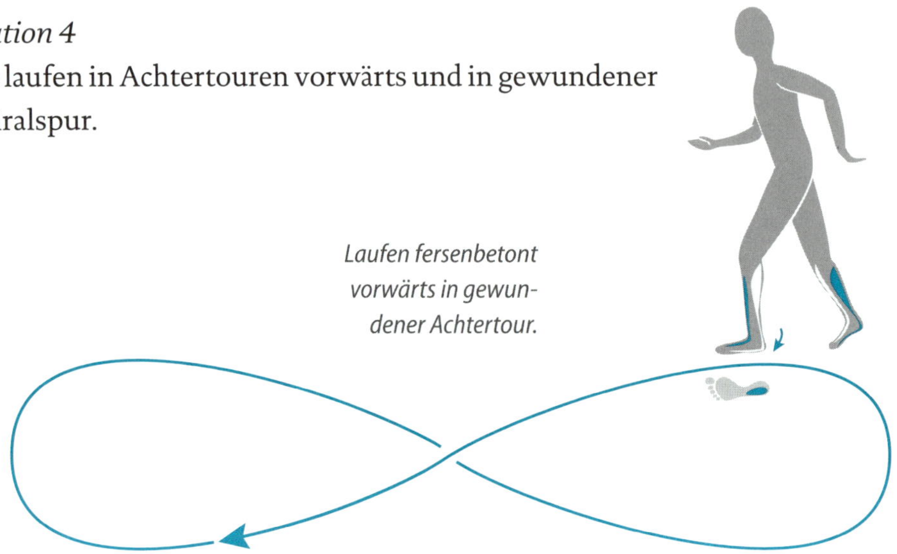


*Station 5*

Sie laufen in Achtertouren vor- und rückwärts, also die eine halbe Acht vorwärts, darauf halbe Köperdrehung und die andere halbe Acht rückwärts.

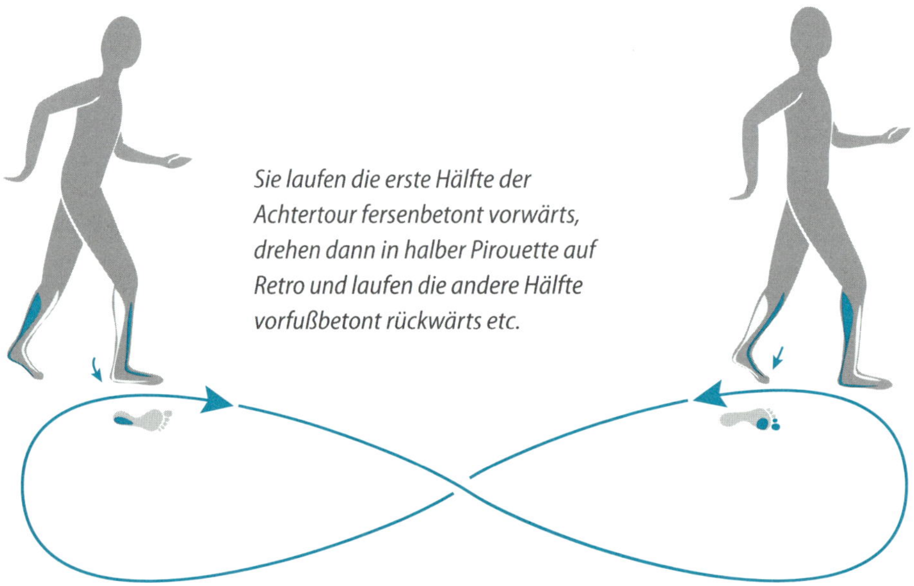


*Station 6*

Sie laufen mehrere Schritte vorwärts, dann folgt die erste halbe Körperdrehung mit der 180-Grad-Pirouette in Rechtsdrehung. Sie laufen mehrere Schritte rückwärts, dann drehen Sie in die Ausgangslage zurück, und bei der nächsten Pirouette erfolgt die Linksdrehung.

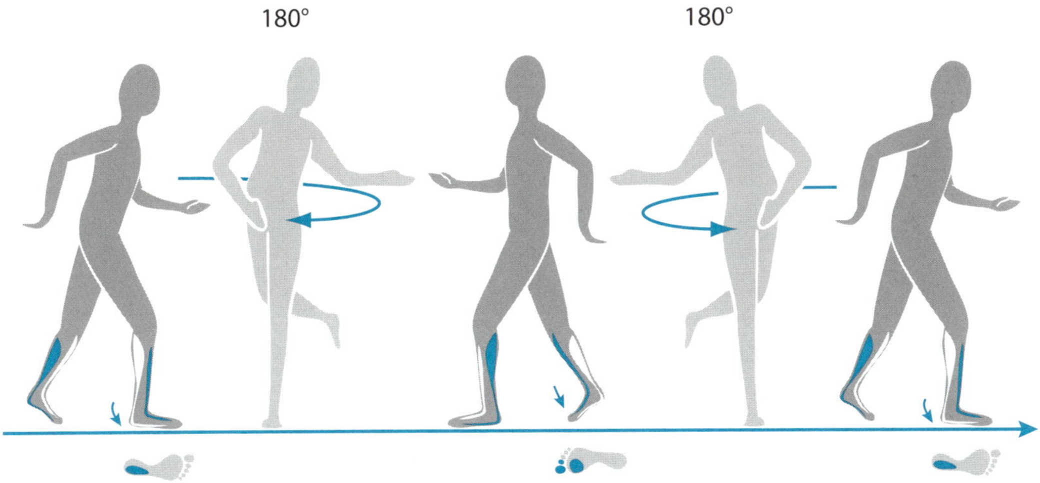


*Sie laufen fersenbetont vorwärts, drehen auf Retro mit der halben Pirouette und laufen mehrere Meter vorfußbetont rückwärts, um dann wieder auf vorwärts umzuschalten.*

*Station 7*

Sie laufen vorwärts in wiederholter ganzer Pirouette, also 360 Grad gedreht, und bleiben so in Vorwärtsrichtung.

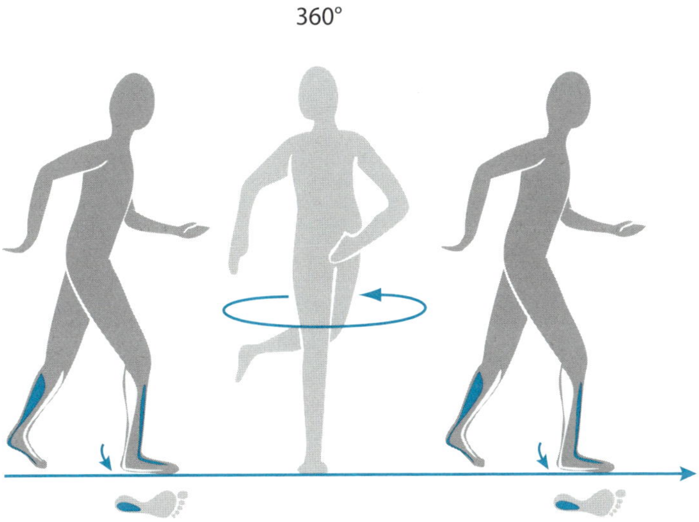


*Sie laufen vorwärts fersenbetont und drehen wiederholt 360-Grad-Pirouetten und bleiben somit ständig in Vorbewegung.*

### *Station 8*

Sie laufen leicht seitlich versetzt von links nach rechts, aber im Vorwärtsgang, das ähnelt dem seitlichen Umsteigeschwung, wie er in der Riesenslalom-Technik beim Skifahren praktiziert wird.

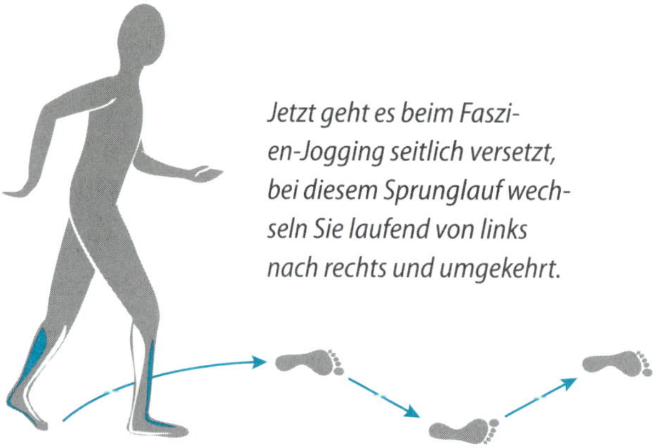

*Jetzt geht es beim Faszien-Jogging seitlich versetzt, bei diesem Sprunglauf wechseln Sie laufend von links nach rechts und umgekehrt.*

### *Station 9*

Sie laufen in der Mannequin-Technik, dabei setzt das vordere Schwungbein übersetzt nach vorn am Außenrand des Standbeins auf.

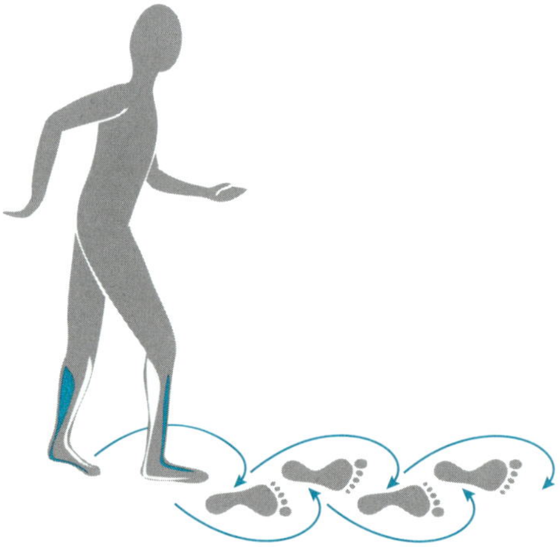

*Sie laufen fersenbetont vorwärt, setzen aber das vordere Schwungbein am Außenrand des Standbeins auf und umgekehrt.*

**Faszien-Jogging meditativ**

Diese Art des Faszien-Joggings ist sogar betont meditativ, denn Sie sind ganz auf das Hier und Jetzt ausgerichtet. Kein Gedanke an die Zeit oder das zielorientierte Ankommen. Das ist nicht mehr die gemessene, sondern die gefühlte Zeit, die von den Griechen mit Kairos überschrieben wird. Alle Aufmerksamkeit ist auf Ihr momentanes Tun ausgerichtet, auf die Weggestaltung, eine besondere Form der Achtsamkeit, in der Sie Ausdauer und Koordination gleichermaßen trainieren, sodass es auch als ein spezielles Anti-Sturz-Programm gestaltet werden kann. Neben der Körperbewegung konzentrieren Sie sich ganz auf die Atmung unter besonderer Betonung der Ausatmung, natürlich alles via Nase, damit Sie sich nicht überfordern können.

Und was ist mit dem Fahrradfahren?

Für das Fahrradfahren gilt das Gleiche wie für das Laufen in Absatzschuhen – der Körper wird nach vorne gedrängt, der Vorfuß betont, es fehlt der Gegenschwung, denn gewöhnlich wird nur bei der vorderen Umrundung Kraft durch Pedaldruck erzeugt, da die meisten Räder keine Verankerung des Fußes auf dem Pedal über Schlaufen oder Klettverschluss wie bei den Rennrädern haben.

Also ist auch das Fahrradfahren wie das Gehen eine reine Muskelarbeit, ohne dass die Faszien einbezogen werden. Das lässt sich aber ändern, zumindest wenn man einen Hometrainer hat, dessen Pedale mit Schlaufen ausgestattet sind. Da versuchen Sie während der kreisenden Pedalumdrehung, einen Fuß aus der Schlaufe zu nehmen und nur mit einem Bein die »Fahrt« fortzusetzen, ohne die Bewegung zu unterbrechen. Nach vier, acht oder mehr einbeinigen Umdrehungen kommt jetzt der Moment, den freien Fuß bei kreisender Bewegung in die Schlaufe zu bringen, was am Anfang nicht ganz einfach ist, aber bald klappt es, ohne den Bewegungsfluss zu unterbrechen.

Und jetzt drücken Sie nicht mehr die Pedale, sondern Sie ziehen sie, und zwar hinten von unten nach oben, dabei ist die Ferse betont nach unten abgesenkt, sodass über diesen speziellen Gegenschwung die Faszien zum Einsatz kommen, denn der hintere Pedalhub wird mit der Kraft der Antagonisten (vordere Schienbeinmuskulatur zusammen mit dem »muskulären Steigbügel«) vorgenommen, und hierdurch erhält nicht nur die Wadenmuskulatur mehr Sauerstoff, ihr zur Seite gestellt wird beim Antrieb die geballte Kraft der Achillessehne, die so den antriebsfördernden Katapulteffekt zünden kann.

Ich kombiniere diese Art des Wechseltrainings gern mit dem Trampolin, das heißt, bevor ich auf das Trampolin gehe, beginne ich in der Regel mit 15 Minuten Faszien-Radeln.

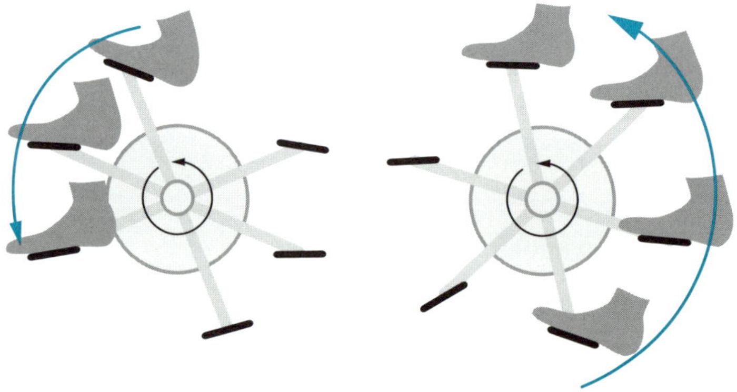

*Beim Faszien-Radeln auf dem Ergometer wechseln Sie laufend von rechts nach links den Einbein-Pedaleinsatz, sodass Sie betont mit einem Bein die Pedale hinten nach oben ziehen müssen.*

Und dann folgt das »Faszien-Hopsen« auf dem Trampolin?

Ich sage Ihnen, das Minitrampolin ist eines der effektivsten Trainingsgeräte, die es gibt. Das hat selbst die NASA herausgefunden und lässt ihre Astronauten hüpfen. Trampolinspringen ist 68 Prozent effektiver als das klassische Joggen. Also mit einem »Tanzjogging« auf dem Minitrampolin haben Sie die Laufstrecke mit »Waldbodeneffekt« direkt zu Hause, den Laufparcours stets in Ihrer Nähe – es sind keine langen Anfahrtswege nötig. Sie sehen, auch hier sparen wir wieder Zeit!

Trampolin ist eine Sonderform unserer Leichtigkeit des Seins, denn die Schwerkraft wird mit doppeltem Katapulteffekt überwunden, zum einen durch die elastische Matte, die Sie direkt nach der Landung wieder nach oben katapultiert – damit wird die Muskelarbeit nachhaltig unterstützt! Und zum anderen, weil noch ein weiteres Katapult wirkt, das bei der Landung durch die maximale Erweiterung der Faszien besonders in den Füßen ausgelöst wird. Die elastischen Fasern schnellen zu ihrer Grundlänge zurück und treiben Sie so nach oben.

Und wie schafft das Trampolin das? Was ist das Besondere?

In der Landephase, nachdem der Körper am oberen Umkehrpunkt angelangt ist und gleich nach unten schwebt, entsteht ein kurzer Moment der Schwerelosigkeit. In diesem Zustand wechseln alle Körperzellen von Kompression auf Dekompression, also vom Druckaufbau zum Druckabbau. Dieser Umschaltvorgang erzeugt einen hohen Stoffwechselreiz. Beim Abbremsen wird die Muskulatur angespannt und gleichzeitig erweitert, was die wirksamste Methode des Trainings ist – und auch ein völlig überraschender Zustand für die Muskeln, denn normalerweise ist es so, dass sich der verkürzende Muskel anspannt, nicht der erweiterte. In dieser Phase muss die Beinmuskulatur Bremsarbeit leisten, die man auch als »negative Arbeit« bezeichnet. Das ist das hochwirksame exzentrische Training, wie es auch im Spitzensport angewandt wird, das heißt ein Hochspringer trainiert speziell, wie er sich in die Grube fallen lässt, und ein Bergläufer trainiert besonders seine Laufmuskulatur auf den Bergabpassagen.

Ich habe ja immer Angst, dass ich von dem Ding runterfalle…

Wir reden hier ja von einem Minitrampolin, also nicht von einem Gerät, auf dem man extrem hohe Sprünge oder Saltos macht. Und außerdem gibt es Halterungen. Zudem sind Sie auf dem Trampolin hoch konzentriert, denn aus der Unfallchirurgie weiß ich, der Mensch stürzt bevorzugt in Unachtsamkeit, also beim Bergsteigen nach dem Gipfel, wenn es nur noch monoton bergab geht, oder auch auf dem Weg zur Arbeit, ein typischer Vorgang täglicher Routine, und auf diese Weise wurde das Umknicktrauma des Fußes (Distorsion des oberen Sprunggelenks) zum häufigsten Arbeitsunfall überhaupt. Also keine Angst auf dem Trampolin, Ihnen passiert nichts.

Welche Übungen sind besonders effektiv? Wie fange ich an?

Sie beginnen auf dem Minitrampolin mit Standübungen auf dem rechten Bein mit leicht gebeugtem Knie, dabei schwingt das linke Bein vor und zurück. Beim Vorschwung den Fuß strecken, und nach dem Rückschwung mit der Außenkante der Ferse landen. In der Diagonaltechnik schwingt mit dem linken Bein der rechte Arm nach vorn, dabei ist das Ellbogengelenk 90 Grad gebeugt, und im Vorschwung sind die Finger maximal gestreckt. Parallel hierzu schwingt der linke Arm, die Hand zur Faust geballt, nach hinten. Wiederholen Sie das auf der Gegenseite. Sie werden schnell an Sicherheit gewinnen und mutiger werden, wie wir das beim Faszien-Jogging schon gelernt haben.

Jetzt folgt das Wippen mit dem Standbein, zunächst zweimal, in dieser Zeit schwingt das Schwungbein vor und zurück und wird dann zum Standbein, zweimal wippen, und in dieser Zeit schwingt das andere Schwungbein vor und zurück. Die Arme schwingen weiterhin vor und zurück, im Vorschwung bis an die Schläfen oder den Daumen bis an die Nase, damit alle Finger in der Vorbewegung gestreckt werden. Bald können Sie aber auch viermal oder sogar siebenmal wippen, je nach Lust und Laune, der Vorteil ist, auf diese Weise können Sie auf all Ihre Lieblingsplatten zurückgreifen, im Tango- oder Foxtrott-Rhythmus, ganz wie Sie wollen, denn durch die variable Wipptechnik werden Sie sich stets auf den entsprechenden Rhythmus einstellen können. So entsteht das beliebte Tanzjogging auf dem Minitrampolin, das mit Freude und Begeisterung umgesetzt werden kann.

Gleichzeitig trainieren Sie vor einem Spiegel, um so besser die Koordination schulen zu können. Bei gewissen Unsicherheiten ist es ratsam, rechts und links vom Trampolin einen Sessel zu postieren, der Sie bei Bedarf abstützen kann.

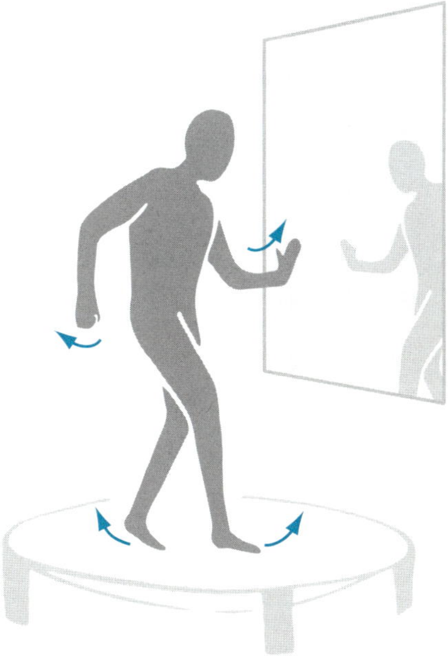

*Sie wippen auf dem Trampolin im Einbeinstand zwei-, vier- oder siebenmal, bevor Sie das Standbein wechseln, dabei schwingen die Arme seitwärts weit vor und zurück.*

Das ist die Wipptechnik im Takt. Der Grundtakt ist die Zweier-Wipptechnik, auf die Sie immer wieder zurückkommen. Natürlich trainieren Sie auf dem Trampolin barfuß, im Winter, wenn es besonders kalt ist, in Socken. Damit geben Sie den Füßen ihre ganze Freiheit, das ist ein exzellentes Barfußtraining.

Das Trampolin ermöglicht nicht nur ein optimales Ausdauertraining, es schult auch perfekt die Koordination und ist damit gleichzeitig ein hervorragendes Anti-Sturz-Programm!

Und wie oft tanze ich auf meinem Trampolin? Und wie lange?

Ich empfehle tägliches Tanzjogging von wenigen Minuten, bis Sie eine Viertelstunde ohne Probleme überstehen können. Dann klopfen Sie sich auf die Schultern und belohnen sich mit einer Theateraufführung oder einem Gang zum Konditor – und das mit gutem Gewissen, denn das Trampolin lässt auch die Pfunde purzeln.

Zusätzlich können Sie auch Ihre Kraftausdauer deutlich verbessern, und zwar mit zwei Handgewichten von 0,5 oder 1 Kilogramm, Metallgewichten mit Schlaufen, dabei liegen die Gewichte in der Hohlhand – und besonders jetzt kommt es auf die Fingerstreckung nach vorne an, was die Schlaufen ermöglichen, und das in Zweier- oder Vierertechnik. Beim zweimaligen Wippen schwingen die Handgewichte weit vor und zurück, beim viermaligen Wippen konzentrieren Sie sich auf die vordere Hand mit dem Gewicht, das aber jetzt länger nach vorne hochgehalten werden muss. Sie arbeiten mit dem Fünfminuten-Gewichts-Intermezzo Ihrem Trainingszustand entsprechend.

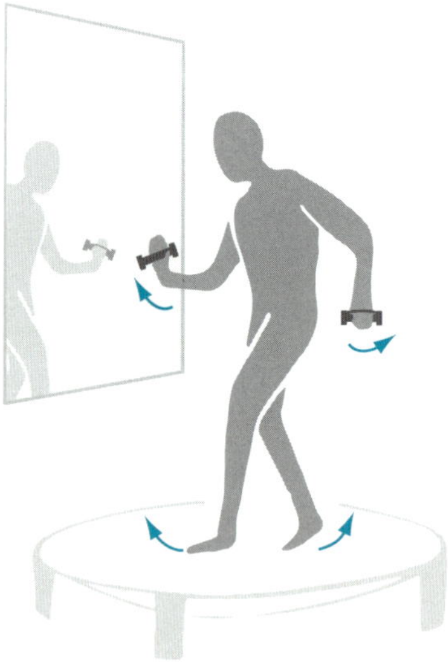

*Durch den Einsatz von Handgewichten mit Schlaufen ist auch Kraftausdauertraining auf dem Trampolin möglich*

Aus meiner Sicht ist nur das Trampolin in der Lage, den täglich aufgestauten Stress durch Bewegung auszugleichen, weil diese optimale Trainingsstätte immer in Ihrer Nähe ist. Somit brauchen Sie nur wenige Minuten, um ins Training zu kommen, was im Berufsalltag sehr wichtig ist, denn viele unter uns haben unter der Woche praktisch keine Zeit zum Stressausgleich.

Hier mein spezieller Trainingsplan für eine wirksame Herz-Kreislauf-Prävention bei hoher Arbeitsbelastung:

Unter der Woche Montag, Dienstag, Mittwoch und Donnerstag 15 oder besser noch 30 Minuten Tanzjogging auf dem Trampolin mit Musikmotivation, danach folgt die tägliche Dusche und dann das Abendbrot. Die 30 Minuten Trampolin gelten für die Tage, an denen Sie ruhig zu Hause bleiben. 15 Minuten Trampolin sind für Abende mit Kino- oder Theaterbesuch, danach die Dusche mit dem Schickmachen vor dem Ausgang, das Abendbrot fällt aus, einmal ist das kein Problem bei unserer guten Ernährungslage, außerdem empfiehlt die moderne Ernährungsmedizin diese wiederholten Karenztage. Sollte der Hunger im Theater zu stark werden, ist in der Pause ein Imbiss erhältlich.

Und wenn Sie regelmäßig Trampolin und Dusche kombinieren, lernt das Gehirn diese Reihenfolge, und nach vier bis sechs Wochen können Sie gar nicht mehr anders duschen, Sie müssen vorher aufs Trampolin, das steuern allein die neu geschalteten neuronalen Netzwerke.

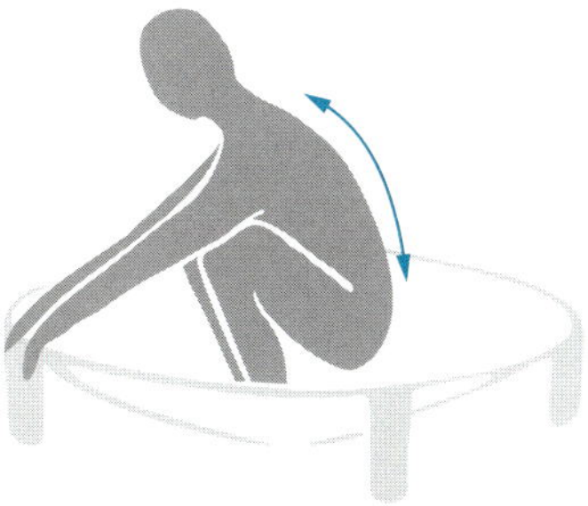

*Optimal kann die Hocke auf dem Trampolin praktiziert werden, da Sie sich mit den Händen vorne halten können.*

Auch auf dem Trampolin folgt nach dem Training die Entspannungshocke. Diese lernen Sie dort übrigens sehr schnell. Sie halten sich vorne an der Rundung fest und begeben sich in die tiefe Hocke, die Füße stehen parallel mit den Fersen fest auf der Matte, die Knie sind parallel nach vorne scharnierartig ausgerichtet und das Becken weit nach unten abgesenkt, sodass die Lendenwirbelsäule möglichst einen runden Bogen bildet.

Jetzt heben Sie die Fersen an, legen die Kniegelenke nach vorn auf die Matte und setzten sich nach hinten auf die extrem überstreckten Füße und Zehen. Beim dynamischen Stretching pendeln Sie jetzt mehrmals vor und zurück zwischen der vorderen Hocke und der hinteren Knielage. Damit dehnen Sie nicht nur die Lendenwirbelsäule, sondern auch die Waden, die Achillessehnen, die gesamte Fußsohlenfaszie und alle Zehenbeuger, dabei wirkt gerade diese Übung auch hervorragend gegen den Fersensporn, das ist ein knöcherner Auswuchs an der Ferse, der beim Gehen und Stehen schmerzhaft zu spüren ist.

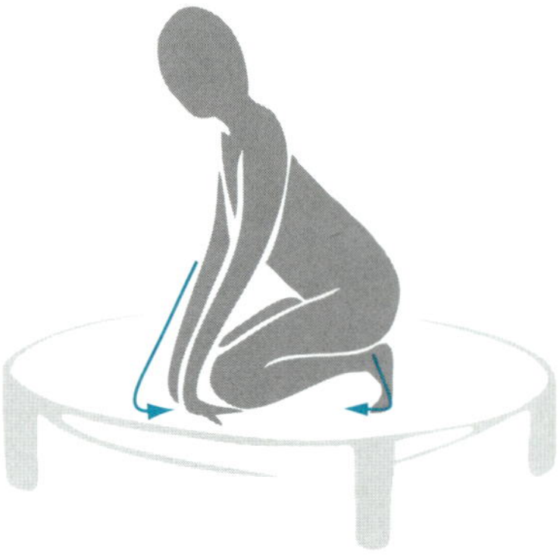

*Intensivierung der Hocke auf dem Trampolin durch Wechsel zwischen der hinteren Fersenposition und der vorderen Knieposition in mehrfacher Wiederholung.*

Mit freudigen Sprüngen beenden Sie das Trampolintraining, springen aber anders herum und mit großem Gewinn für die Bauchmuskeln, die auf diese Weise exzentrisch und damit faszial trainiert werden. Sie sitzen zentral auf dem Trampolin, die gestreckten Arme und Beine vom Untergrund abgehoben, und lassen Ihrer Freude freien Lauf, Sie hüpfen und hüpfen, begleitet von Ihrem befreiten Lachen.

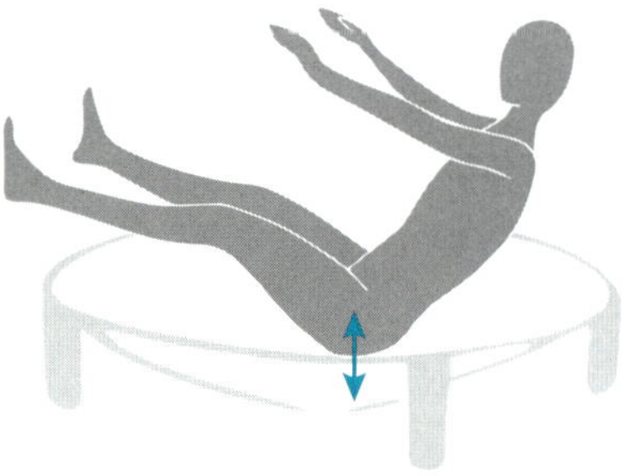

*Faszienbetontes Bauchmuskeltraining auf dem Trampolin.*

KAPITEL 5

# Ausdauernd fit: Herz und Kreislauf trainieren

**FRANK ELSTNER**

Wenn ich nun diese Tipps anwende, also jogge, auf dem Trampolin in den Abend tanze etc., habe ich ein bisschen Angst, dass ich mich überfordere. Muss ich permanent eine Pulsuhr im Blick haben, damit ich keinen Kollaps bekomme?

**PROF. GERD SCHNACK**

Gerade beim Joggen heißt es ja oft, man soll so schnell laufen, dass man sich gerade noch unterhalten kann. Für mich ist das ganz klar ein Widerspruch. Wir leben in der lautesten Zeit der Menschheitsgeschichte, leiden unter Stress, besonders unter Lärm und einer gewaltigen Informationsflut, und sollen uns jetzt auch noch beim Laufen unterhalten. Wie passt das zusammen?

Effektives Laufen ist der bewusst erlebte Augenblick mit Konzentration auf die Atmung parallel zum Beinrhythmus. So wird Laufen zu einer gespürt-gefühlten Achtsamkeit im meditativen Sinne, das ist dann ein Laufen mit allen Sinnen und nicht wie von Sinnen!

Das Laufen hat natürlich seine bestimmte Geschwindigkeit, seine spezielle Belastungsstufe, denn wir sollten die Zeit nicht verbummeln. Auch für die Gesundheitsförderung braucht es eine bestimmte Leistung, aber die Motivation des Ganzen liegt in der Erlebnisfähigkeit, in einer speziellen Ansprache an das emotionale Gehirn.

Die Geschwindigkeit beim Laufen ist natürlich messbar, ebenso die Belastungsstufe, die für die notwendige Leistungssteigerung ratsam erscheint. Die Messung erfolgt auf einfache Art über die Pulskontrolle, aber sie ist unpraktisch und meist nicht sehr genau. Krankenschwestern beherrschen sie ausgezeichnet, aber sogar wir Ärzte haben da unsere Probleme, weil die tägliche Übung fehlt. Die elektronische Messung mit einer Pulsuhr ist perfekt, aber sie sollten wir den Laufprofis überlassen, die genau wissen wollen, wo ihre anaerobe Schwelle liegt, die vorher von einem Sportmediziner festgelegt wurde.

Also wie trainiere ich richtig?

Sie trainieren optimal, wenn Sie den »Totraum« nutzen, wie bereits berichtet!

Das klingt ja nicht sonderlich ermutigend, wenn ich ehrlich bin ... Und ich ahne, dass ich nicht nur falsch sitze, falsch die Zähne putze, falsch auf der Toilette sitze und falsch in die Hocke gehe, sondern wahrscheinlich auch noch falsch atme.

Schau'n mer mal. Normalerweise bevorzugt der Mensch die Mundatmung, die bietet den kürzesten Weg zu den Lungen – das können Sie überall beobachten, etwa beim Gehen auf der Straße, besonders aber bei Ihren Gästen beim Treppensteigen –, bei jeder Art der Beschleunigung ist die schnelle Mundatmung angesagt, und wenn Sie 400-Meter-Läufer sind, haben Sie auch gar keine andere Chance, diese Distanz durchzustehen. Aber alle anderen sollten den »Totraum« nutzen, das ist der Luftweg von der Nase hinunter zu den Lungenbläschen. Dabei atmen Sie beim

Ausdauertraining konsequent bei geschlossenem Mund durch die Nase ein und aus. Und solange Sie beim Laufen, Radeln, Bergwandern, Skilanglauf etc. durch die Nase ausreichend Luft bekommen, sind Sie auf der sicheren, das heißt auf der aeroben Seite, alle Körperzellen erhalten genug Sauerstoff, und Sie können sich nicht überfordern. Wie viel Sauerstoff Sie erhalten, hängt also von der Größe dieses Totraums ab, denn je länger der Transportweg von der Nase zur Lunge ist, umso mehr muss sich die Atemmuskulatur anstrengen, um genug Sauerstoff zu transportieren, und je mehr sie sich anstrengt, umso mehr wird sie trainiert. Schweizer Studien (Boutellier et al.) haben ergeben, dass durch das Totraumtraining mehr Mitochondrien gebildet werden können. Mitochondrien sind die kleinen Kraftwerke in den Zellen, die den Sauerstoffaustausch bestimmen, und je größer das gesamte Mitochondrienvolumen ist, umso höher ist die Leistung, die jeweils erbracht werden kann. Sogar Spitzenläufer im Ausdauerbereich haben oft noch ein Leistungsdefizit, an das sie beim Training schlecht herankommen können, weil bei hoher Laufgeschwindigkeit in der Regel zu schnell geatmet wird. Zwingt man sie zum Totraumtraining, kann hierdurch das Mitochondrienvolumen weiter gesteigert werden, eine weitere Leistungsverbesserung ist möglich.

Nun habe ich mir überlegt, wie man diesen Transportweg weiter verlängern kann, und habe eine Lösung gefunden: den Schnorchel.

Seit den 80er-, 90er-Jahren setze ich regelmäßig bei besonderen Belastungen das »Schnorchel-Jogging« ein, begonnen habe ich damit beim Universum-Boxzentrum in Hamburg mit all seinen Koryphäen wie Dariusz Michalczewski, den Klitschko-Brüdern, Ralf Rocchigiani etc. Mein Ansatz damals war, dass die Boxer im

Wettkampf ein Atemhindernis, nämlich den Mundschutz, überwinden müssen, wodurch in höheren Runden die Ausdauerleistung beeinträchtigt wird. Dem Trainer habe ich deswegen empfohlen, die Boxer schon im Vorfeld des Trainings darauf vorzubereiten, was auch heute noch gemacht wird. Die Boxer sind also morgens mit Schnorchel durch den Park gelaufen, und die überraschten Passanten riefen ihnen nach: »Ihr seid doch verkehrt, ihr müsst ins Schwimmbad.« Ralf Rocchigiani hat damals das Programm sehr schnell begriffen, er spürte, das ist etwas, was ihn noch weiter bringen kann. Im Übrigen ist dieses Schnorcheltraining durchaus mit dem Höhentraining vergleichbar, allerdings laufen hier andere physiologische Vorgänge ab, aber wir wissen schon lange, dass sich diese Art des Trainings leistungssteigernd auswirken kann, denn schon der legendäre Ratzeburger Ruderachter trainierte mit seinem damaligen Trainer Karl Adam vor wichtigen Wettkämpfen regelmäßig auf dem Silvretta-Stausee in Österreich, allerdings muss das Timing stimmen, besteht doch die Gefahr, dass es schnell zu einem Übertrainings-Syndrom kommen kann.

Also: Beim Training immer nur durch die Nase atmen, Sie können sich nicht überfordern, weil Sie die sauerstoffreiche (aerobe) Trainingszone nicht überschreiten können. So können Sie beim Laufen auch nicht sprechen, und das sollten Sie in dieser lauten Welt auch besser lassen!

Die Einatmungsluft wird vor allem vom Feinstaub gereinigt und zum Schutz der Schleimhäute auch angefeuchtet. Kalte Luft wird vorgewärmt, weil auch die Ausatmung per Nase erfolgt und die von der Lunge vorgewärmte Luft stärker erwärmt an den Rachenring gelangt, so werden Halsentzündungen vermieden.

Das glaube ich sofort, dass die Leute bass erstaunt waren, wenn sie gesehen haben, wie die Klitschko-Brüder mit einem Schnorchel durch Hamburg gerannt sind. Bei Schnorchel hätte ich ja auch eher an Übungen im Wasser gedacht. Gibt es da auch Empfehlungen mit Blick auf unsere Bonusjahre? Was können Menschen machen, die gern schwimmen?

Also ich betreibe seit Jahren mein ganz spezielles »Schnorchel-Aquajogging«. Durch den Schnorchel schwimme ich nämlich praktisch auf der Stelle.

Jetzt habe ich ja schon viele überraschende Einsichten von Ihnen bekommen, aber dass Sie auf der Stelle schwimmen, das überrascht mich doch etwas. Ich dachte, Sie flitzen eher durchs Wasser, als mit so einem Schnorchel vor sich hin zu dümpeln …

Genau das ist ja das Problem – wo können Sie denn noch richtig »flitzen«? Der große Vorteil meiner Technik ist die Anspruchslosigkeit, wichtig zum Beispiel in den kleinen Schwimmbädern der Hotels, wo man ja kaum zwei Schwimmzüge machen kann, ohne sich irgendwo den Kopf anzustoßen.

Es gibt beim »Aquajogging« die Senkrecht- und die Horizontaltechnik. Senkrecht bedeutet, der Wasserspiegel reicht mir bis zu den Augenbrauen, sodass die Augen unter Wasser sind, was sehr wichtig ist: Tauscht man so mit allen Sinnen das Medium Luft gegen Wasser aus, wechselt man damit in eine »andere Welt«, ein vorzügliches Antistressprogramm.

Senkrecht praktiziert man die übliche Lauftechnik, die Arme schwingen parallel zum Körper vor und zurück, nach vorn die gestreckten Finger, zurück im Faustschluss. Die Beine pendeln wie in der Kraultechnik vor und zurück mit hoher Bewegungsamplitude in den Hüften, die Kniegelenke werden nur gering gebeugt, das heißt der Kniehebelauf in jedem Fall vermieden, weil er durch Iliopsoas-Stress Rückenschmerzen bewirken kann. Die Arme schwingen oft in Spiralform, die Voraussetzung im Wasser, um an die Faszien heranzukommen.

Wiederholt wechseln Sie in die Horizontallage, wieder der übliche Beinschlag aus den Hüften mit nur geringer Kniebeuge. Im Gegensatz zum üblichen Kraulstil bleiben die Arme total im Wasser, Sie bewegen sich mit der größtmöglichen Bewegungsamplitude in den Schultern nach vorn, mit der Hand kurz über den Wasserspiegel und darauf zurück bis zum hinteren Wasserspiegel. Parallel zu diesem wasserintensiven Armeinsatz schlagen die Beine im Kraulrhythmus. Wenn jetzt die Arme spiralförmig vor- und zurückschwingen, erreicht man auch einen hohen Faszieneinsatz. Die Atmung ist einfach, denn der Schnorchel, immerhin 35 Zentimeter »Totraum«, bestimmt das Tempo, und Sie haben gleichzeitig die optimale Einstellung der Halswirbelsäule im Wasser. Sie können durch den Schnorchel die Halswirbelsäule praktisch unbeweglich einstellen, ohne dass Sie beim Atmen den Mund zur Wasseroberfläche verdrehen müssen, außerdem ist die Halswirbelsäule leicht gebeugt, das ist optimal bei all den Spannungskopfschmerzen, mit denen wir es im Stressalltag zu tun haben.

Wie oft hat man Sie dabei eigentlich aus dem Wasser gezogen, weil jemand gedacht hat, Sie sind am Ertrinken?

Ja, natürlich erweckt das eine gewisse Aufmerksamkeit, die Bademeister beobachteten mich schon recht kritisch und wollten wissen, was ich da treibe.

Nun haben wir gelernt, was wir gegen Schmerzen aller Art tun können, wie wir uns richtig auf der Toilette verhalten, warum jeder Schwung einen Gegenschwung braucht, und wir kennen die Vorzüge der Hocke und eines Trampolins, kommen durch das Faszien-Jogging

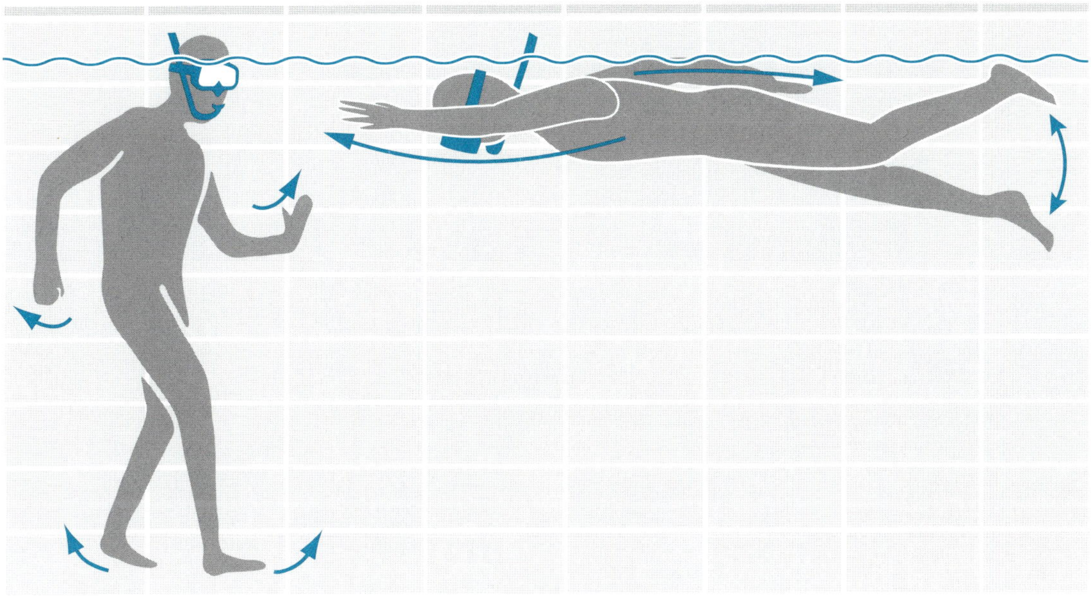

*Schnorchel-Aquajogging vertikal und horizontal, dabei bleiben die Arme permanent unter Wasser.*

schneller in die Gänge. Ich habe den Eindruck, dass diese Übungen tatsächlich auch von ungeübten Menschen machbar sind, dass es auch Tipps für diejenigen gibt, die vielleicht im Rollstuhl sitzen, übergewichtig sind oder möglicherweise auch nicht mehr so gut auf den Beinen.

Mein Rat: Unternehmen Sie im Leben alles, um nie von anderen Menschen abhängig zu werden! Der ungeahnte Antriebsturbo des Faszien-Joggings mit seinem fördernden Katapulteffekt eröffnet auch den Menschen, die bei sportlichen Aktivitäten bisher im Abseits standen, die Möglichkeit zu trainieren:

- Die Diabetiker, die ständig mit unterschiedlichen Diäten im Clinch liegen, haben völlig neue Chancen, durch die richtige Bewegung sogar ihre Medikamente senken zu können.
- Das Faszien-Jogging hilft den Hypertonikern unter uns, die dringend auf Bewegung angewiesen sind und sich ständig den Vorwurf von ihrem Arzt anhören müssen, das böse LDL-Cholesterin sei zu hoch, es sollte unter 100 mg/dl liegen.
- Allen Vielbeschäftigten und Stressgeplagten bieten das Faszien-Jogging und das Tanzjogging auf dem Minitrampolin die Möglichkeit, bei einem nur gering geöffneten Zeitfenster den notwendigen Stressausgleich finden zu können.

Oft sind es Gelenkarthrosen, die uns von der Bewegung abhalten, aber der schwingende Boden auf dem Trampolin ist oft die letzte Streicheleinheit, die noch machbar ist, denn auch die Arthrose will bewegt werden!

Wir haben gelernt, dass wir uns diszipliniert überwinden müssen. Wie wir noch hören werden, geschieht das am besten durch Rituale. Aber was passiert, wenn nichts passiert? Wenn wir einfach nicht aktiv werden?

Die nachhaltige Inaktivität großer Muskelgruppen schädigt den Körper allgemein, besonders aber das Herz mit seinem Kreislauf. Kommt zu einem chronischen Bewegungsmangel noch der allgemeine Stress hinzu, dann befindet sich der menschliche Organismus ständig in einer lebensgefährlichen Ausnahmesituation – wir zünden unsere Lebenskerze gleichzeitig an beiden Enden an!

Der Weg ins gesundheitliche Chaos führt immer über das »tödliche Quartett«: Adipositas, Fettstoffwechselstörungen im Blut, Bluthockdruck, Typ-II-Diabetes! In diesem Degenerationsprozess verkalken die Arterien, sie werden starr und verlieren ihre schwingende »Windkesselfunktion«, wie anfangs vorgestellt. Diese Schwingungsarbeit können aber nur gesunde Arterien mit ihrem Katapulteffekt leisten. Werden die Arterienwände starr, so fällt diese herzunterstützende Funktion weg, und der Blutdruck steigt an, in jedem Falle über 140/90 mm/Hg.

Ab Blutdruck 140/90 wird's gefährlich, es drohen Herzinfarkt oder Schlaganfall, wenn nicht rechtzeitig für einen gesunden Bewegungsausgleich gesorgt wird.

In dieser Situation ist die Aktivität der großen Muskeln in den Beinen gefragt, um einen begrenzten Anstieg der Herzschlagzahl zu erreichen, der aber stets in der sauerstoffreichen (aeroben) Trainingszone ohne jegliche Überforderung stattfinden sollte.

Hört nach einer Belastung großer Muskeln die Anspannung wieder auf, so reagiert das Herz prompt mit einer Absenkung seiner Schlagfrequenz, eine Binsenweisheit, wie wir alle wissen. Diese temporäre Absenkung der Herzschlagzahl in Ruhe hält länger, wenn Ausdauertraining in ständiger Wiederholung und möglichst ein Leben lang zur täglichen Praxis wird. Das Herz insgesamt wird größer und damit leistungsstärker, sodass für eine bestimmte Arbeitsleistung weniger Herzschläge geleistet werden müssen, damit wird das kardiale Wirkungsspektrum effektiver und ökonomischer, die Schlagzahl nimmt ab.

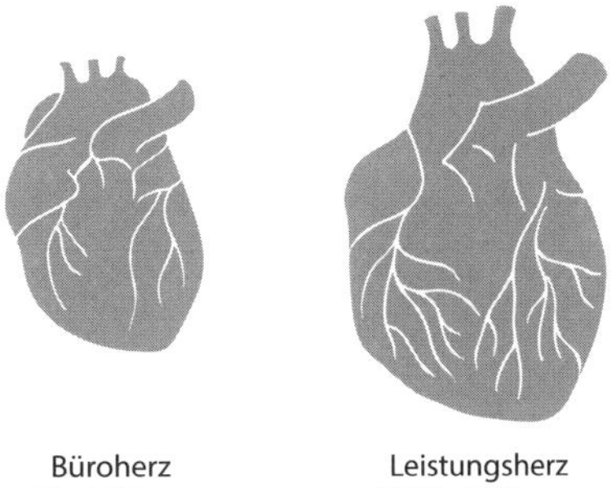


*Kleines Büroherz, großes Leistungsherz.*

Die Ökonomie der Herzarbeit wird allein durch die Herabsetzung der Herzfrequenz in Ruhe durch Ausdauertraining erreicht, denn je langsamer das Herz in Ruhe schlägt, umso mehr Sauerstoff erhält der Herzmuskel.

Dabei müssen wir wissen, dass während der Herzspannung in der Systole der Herzmuskel für diesen Moment von der Sauerstoffversorgung abgeschnitten ist. In dieser Situation verhält sich der Herzmuskel nicht anders als die Hand im Faustschluss. Das können Sie jetzt sofort nachvollziehen: Ballen Sie einfach fest die Faust. Jetzt können Sie blasse Hautareale über den Grundgelenken der Finger erkennen, das ist ein Zeichen schlechter Blutversorgung, der Systole des Herzens vergleichbar, nur mit dem Unterschied, dass der gesamte Herzmuskel für die Zeit der Systole von der Sauerstoffversorgung abgeschnitten ist. In dieser Zeit fließt in den Herzkranzgefäßen kein arterielles Blut!

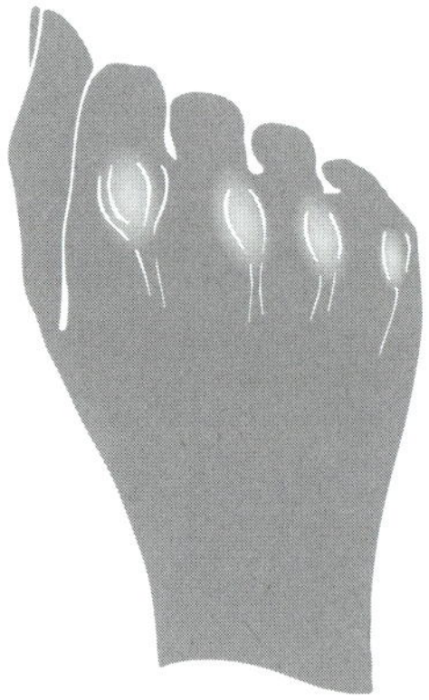

*Der Faustschluss ist wie das Herz in Anspannung, ein Energiedefizit ist die Folge.*

Nur während der Zeit der Diastole mit der Entspannung des Herzens wird der Herzmuskel wieder ausreichend mit Sauerstoff versorgt, das in der Systole gestaute Blut in den Herzkranzgefäßen fließt wieder, sodass sich folgende Konsequenz ergibt:

Je langsamer das Herz in Ruhe schlägt, umso mehr Sauerstoff erhält der Herzmuskel. Ausdauertraining in richtiger Dosierung ist in der Lage, die Herzschlagzahl zu senken, dabei tritt die Wirkung nach circa sechs Wochen Training auf! Diese positive Gesundheitswirkung von Ausdauertraining ist weltweit durch zahlreiche Untersuchungen belegt worden. Grundlage ist die berühmteste Herzstudie der Welt, die Framingham-Studie, die kontinuierlich seit 1948 läuft und bereits 1967 die Schutzwirkung von körperlicher Aktivität auf das gesamte Herz-Kreislauf-System nachgewiesen hat.

Was ist das genau für eine Studie?

Die Framingham-Studie hat einen recht kuriosen Hintergrund. Im Frühjahr 1945 ließ sich der amerikanische Präsident Franklin D. Roosevelt von seinen Ärzten untersuchen – schließlich lebte er in unruhigen Zeiten, die USA führten Krieg gegen Deutschland. Der medizinische Check ergab: Roosevelt ist kerngesund. Ein paar Tage später, am 12. April 1945, zündete sich der amerikanische Präsident eine Zigarette an, sagte zu seiner Freundin, dass er Kopfschmerzen habe – und starb plötzlich, mit 63 Jahren. Natürlich waren alle überrascht, niemand konnte sich erklären, was da passiert war. Vielleicht, so überlegte man später, könnte der Tod des Präsidenten etwas mit seinem hohen Blutdruck zu tun gehabt haben – der war nämlich 300/190. Da man aber keinerlei konkrete Anhaltspunkte hatte, wollte man das Herz-Kreislauf-System in einer großen Studie besser kennenlernen. Man suchte deshalb eine Gemeinde, deren Bevölkerung einem Querschnitt der USA entsprach, fand die Stadt Framingham bei Boston und begann 1948, die dortige Bevölkerung systematisch zu untersuchen. Die Ergebnisse dieser Studie haben sicher Millionen von Menschen das Leben gerettet, denn sie hat gezeigt, wie schädlich fettes Essen ist, wie problematisch der Bewegungsmangel ist, wie gefährlich das Rauchen. Es gibt eine gewaltige Datenmenge, und fast alles, was wir heute über das System Herz und Kreislauf wissen, haben wir dieser einzigartigen Studie zu verdanken.

Das sollten wir uns zu Herzen nehmen …

Ja – und wir meinen dabei nicht nur die medizinisch-wissenschaftliche Sichtweise, sondern auch den emotionalen Blickwinkel. Die Persönlichkeit des Menschen ist in unserer Kulturstufe im Herzen angesiedelt.

»Herzliche Grüße« steht praktisch in jedem Brief, den wir absenden. »Ich liebe dich von ganzem Herzen«, welcher Mann hat diese Worte noch nicht gesprochen? Sich alles viel zu sehr zu Herzen nehmen; einer Frau das Herz zu Füßen legen; das Herz in die Hand nehmen; einem anderen von ganzem Herzen dienen; es bricht mir das Herz; einem anderen sein Herz ausschütten – oder das Herz anderen gegenüber verschließen.

Und manche sterben an gebrochenem Herzen. Ich denke zum Beispiel an Petra Schürmann, die den sinnlosen Tod ihrer Tochter Alexandra, die durch einen lebensmüden Geisterfahrer ums Leben kam, nie überwunden hat. Ich glaube, Petra hat sich gegen diese Trauer gewehrt, hat ein sehr berührendes Buch über die tote Tochter geschrieben, vielleicht auch, um sich den Kummer von der Seele zu schreiben. Aber alle Ablenkung hat nichts genutzt, sie fand keinen Weg aus dieser Trauer. »Ich will nur noch flüchten zu ihr«, hat sie einmal in einem Interview gesagt. Als dann auch noch ihr Mann starb, verließ sie vollends der Lebensmut – sie konnte nichts mehr essen, nichts mehr trinken, es kamen die Depressionen. Oder denken wir an Romy Schneider, die ähnlich furchtbare Schicksalsschläge erleiden musste. Ihr erster Ehemann hat sich umgebracht, der gemeinsame Sohn wurde von einer Metallspitze aufgespießt, als er auf einen Zaun kletterte. Ein Jahr nach diesem schrecklichen Unfall, im Frühling 1982, starb Romy. Offizielle Todesursache: Herzversagen! Und mein Freund Wolfgang Rademann, der leider im Januar 2016 gestorben ist, hat mir erzählt, dass auch Peter Alexander den Tod seiner Frau Hilde und seiner Tochter Susi nicht überwunden hat. »Es lohnt sich für mich nicht mehr, zu leben«, hatte Alexander zu Rademann gesagt, »die zwei da oben warten auf mich!« Also sind es unerwartete, einschneidende negative Erlebnisse, die das Herz brechen lassen.

Genau. Und das Herz reagiert ja auch auf das Gegenteil oft enthusiastisch, Vorfreude auf den geliebten Menschen oder die Kinder oder einen neuen Job und Ähnliches lassen unser Herz gleich »höher« schlagen. Und es kann sogar noch mehr: Wir sprachen darüber, als wir eingangs die Vagus-Meditation kennengelernt haben. Über die sympathischen und parasympathischen Nervenfasern kommuniziert das Herz mit dem Gehirn und steuert so die Herzfrequenz. Sie sehen also, hier schließt sich der Kreis: Am Ende läuft alles auf unseren guten Freund Vagus hinaus. Ohne ihn werden wir weder Entspannung noch Erholung vom Stressalltag finden.

Außerdem reagiert unser Gehirn mit seinen Spiegelneuronen, die immer dann aktiviert werden, wenn wir andere Menschen glücklich machen, wenn wir zum Beispiel zu Weihnachten Kinder beschenken. Die leuchtenden Kinderaugen wirken auf uns zurück, und die aktivierten Spiegelneuronen sorgen dafür, dass bei dem, der schenkt, gleichzeitig die Stresshormone abgebaut werden.

# KAPITEL 6
# Zum Angewöhnen: Die Macht der Rituale

FRANK ELSTNER

Wir reden über Bonusjahre. Und wir haben jetzt viele Übungen kennengelernt, die uns zu solchen Jahren verhelfen können. Bleibt am Schluss ja nur noch die Frage: Wie bekommen wir unsere Leser dazu, regelmäßig zu üben?

PROF. GERD SCHNACK

Da gibt es einen Trick!

Und der wäre?

Festigen Sie Disziplin durch Rituale! Rituale sind die beste Grundlage für die Disziplin. Und Rituale entstehen nach der Hebb'schen Lernregel …

Und die funktioniert wie?

Durch die ganz bewusste und wiederholte Kombination zweier Vorgänge. Ein Beispiel: Was ist das beliebteste alkoholische Getränk?

Bier, würde ich vermuten.

Genau. Jeder Erwachsene in Europa hat sicher schon einmal Bier getrunken.

Wetten, dass ich einen kenne, der noch nie Bier getrunken hat?

Und wer ist dieses seltene Exemplar?

Der berühmte Schauspieler Josef Moučka.

Von dem habe ich noch nie gehört.

Berühmt wurde er unter seinem »Künstlernamen« Josef Meinrad. Sein Vater war Straßenbahnfahrer, er selbst wollte eigentlich Priester werden, was aber an der leise erwachenden Zuneigung für das weibliche Geschlecht scheiterte. Vom Priesterseminar aus wurde er deshalb direkt Schauspieler. Und all seine Auftritte hat er penibel notiert. Deshalb weiß man: Er stand genau 7228-mal auf der Bühne, das erste Mal 1923, das letzte Mal 1998.

Er war am 8.11.1986 bei mir in *Wetten, dass ..?* und hat erzählt, dass er nie in seinem Leben Alkohol getrunken hat. Im Seminar bei den Pfarrern hätte es nichts gegeben, und danach wollte er auch nicht mehr damit anfangen. Geraucht hat er übrigens auch nicht. Eine einzige Ausnahme in Sachen Alkohol hat er möglicherweise doch gemacht – als der Abstinenzverein, in dem er Mitglied war, einen neuen Vorsitzenden bekommen hat, wurde das groß gefeiert – mit Likör. Und alle waren sternhagelblau ... Aber ansonsten habe ich niemanden kennengelernt, der noch nie Alkohol getrunken hat. Dafür einige, die leider eher zu tief ins Glas schauten ...

Was lehrt uns denn diese Hebb'sche Lernregel?

Kennen Sie das »Herrengedeck«?

Ein Bier und ein Korn! Weiß jeder Westfale!

Wenn Sie nun jedes Mal, wenn Sie ein Bier trinken, einen Korn dazu bestellen, dann wird diese Kombination in Ihrem Gehirn so verknüpft, dass Sie nie wieder ein Bier allein trinken wollen. Das ist wissenschaftlich erforscht, und zwar unter anderem eben von dem Psychologen Donald O. Hebb, der daraus die »Hebb'sche Lernregel« entwickelt hat. Und die ist jetzt nicht erfunden worden, um den Kornabsatz anzukurbeln – obwohl es vielleicht an dem Herrengedeck liegt, dass Korn tatsächlich viel häufiger getrunken wird als Gin oder Whisky –, sondern um zwei Handlungen zu verknüpfen. Hebb hat festgestellt, dass sich, wenn man dem Gehirn bei einem Lernprogramm vier bis sechs Wochen Zeit gibt, neue neuronale Netzwerke bilden. Neuronen sind Nervenzellen, die Informationen übertragen – und je häufiger zwei Informationen zusammen übertragen werden, umso stärker wird diese Verknüpfung. Wenn man also zwei Handlungen immer koppelt, dann werden die fest verankert – und nach den sechs Wochen will man dann das eine nicht mehr ohne das andere machen!

In unserem Fall heißt das, wir koppeln eine Entspannungsübung mit einem täglichen Routinevorgang. Machen wir das eine, passiert ausnahmslos auch das andere – in ständiger Wiederholung! Wir müssen uns nur einmal programmieren, wie gesagt, nach vier bis sechs Wochen Eingewöhnung ist das dann fest programmiert.

Lassen Sie sich von Ritualen leiten!

- Rituale sind symbolische Handlungen im Stressalltag.
- Rituale sind gesundheits- und leistungsfördernd.
- Rituale haben einen tieferen Sinn.
- Rituale bauen Sorgen und Ängste ab.
- Rituale sind konkrete Lebenshilfen gegen Stress.
- Rituale sind praktisch und bringen Freude.
- Rituale sind zielorientiert und bringen neue Klarheit.

Aber wie finde ich sinnvolle Rituale?

Sollen wir eine Checkliste machen?

Ja, gern.

Also:

- Stellen Sie erst einmal fest, ob das, was Sie vorhaben, für Sie überhaupt sinnvoll ist.
- Fragen Sie sich, ob dabei auch Ihre Interessen und Begabungen umfassend berücksichtigt werden.
- Hören Sie in sich hinein: Weckt das, was Sie tun, in Ihnen Vertrauen und Hoffnung?
- Prüfen Sie sich ständig – werden Sie durch das Programm auf Dauer nicht überfordert?
- Wählen Sie Trainingszeiten, die für Sie machbar sind.
- Trainieren Sie ganzheitlich durch begleitende Bild- und Musikbotschaften.
- Schaffen Sie sich Rituale mit hohem Erinnerungswert.
- Legen Sie ein Zeitprogramm fest, das für Sie leicht und schnell machbar ist.
- Zeichnen Sie kurzfristige Zielvorstellungen auf, registrieren Sie jeden Erfolgsschritt.
- Setzen Sie Belohnungen (Reise, Theater etc.) aus, wenn Sie das Programm über einen bestimmten Zeitraum hinaus durchgehalten haben.

So viel zur Theorie. Und nun zur Praxis!

Spielen wir einmal einen optimalen Tagesablauf durch anhand der Themen, die wir bisher besprochen haben.

Und der beginnt mit dem »Energie-Power-Ritual« am Morgen im Bett.

Wenn Ihr Schlafzimmer nach Osten ausgerichtet ist, können Sie besonders im Sommer den Tag bei Sonnenaufgang durch fünf Minuten Vagus-Meditation beginnen. Im dunklen Winter kann das Sonnenlicht durch eine 100-Watt-Leuchte ersetzt werden. Erreicht die Morgensonne Ihr Bett nicht, gehen Sie an ein sonnendurchflutetes Fenster in Ihrer Wohnung, noch warm eingehüllt, und genießen Sie diesen ganz besonderen »Sonnengruß«. Wiederholen Sie dabei eine zarte Augenpressur für kurze Momente, und wenn Sie die Hände dann wieder von den Augen nehmen, erreicht Sie die Sonnenenergie in ganzer Fülle. Dabei schnurren Sie leise vor sich hin, wie ein Kätzchen, das verlängert automatisch die Ausatmung, und wie Sie bereits wissen, speziell bei der Ausatmung gewinnt unser großer Ruhenerv, der Vagus, an Dominanz über den Stressnerv Sympathikus.

Alternativ – falls Sie noch nicht aus den Federn kommen – oder auch nacheinander folgt jetzt die Imagination des »Rückenrodeos«, über das wir ja schon gesprochen haben. Sie stellen sich intensiv Ihren Morgenritt an einem schönen Sandstrand vor, so konkret Sie eben können: ein spezielles Training dank der Kraft der Gedanken, dem asiatischen Qigong entlehnt. Synchron zum Galopp Ihres symbolischen Pferdes spannen Sie wiederholt Rücken- und Beckenboden an, dabei hebt sich die Lendenwirbelsäule leicht von der Unterlage ab. Lassen Sie Ihre ganze Gedankenwelt, solange Sie Freude daran haben, am Strand entlangtraben, hören Sie auf die plätschernden Wellen und schnurren Sie dazu wie ein Kätzchen. Es wird Ihnen warm werden im Bett, und wenn Sie mal die 15-Minuten-Schallmauer erreicht haben, dann sind Sie schweißgebadet und springen nur noch unter die kalte Dusche. Aber vorher entspannen Sie noch Ihren Rücken mit der Hocke im Liegen.

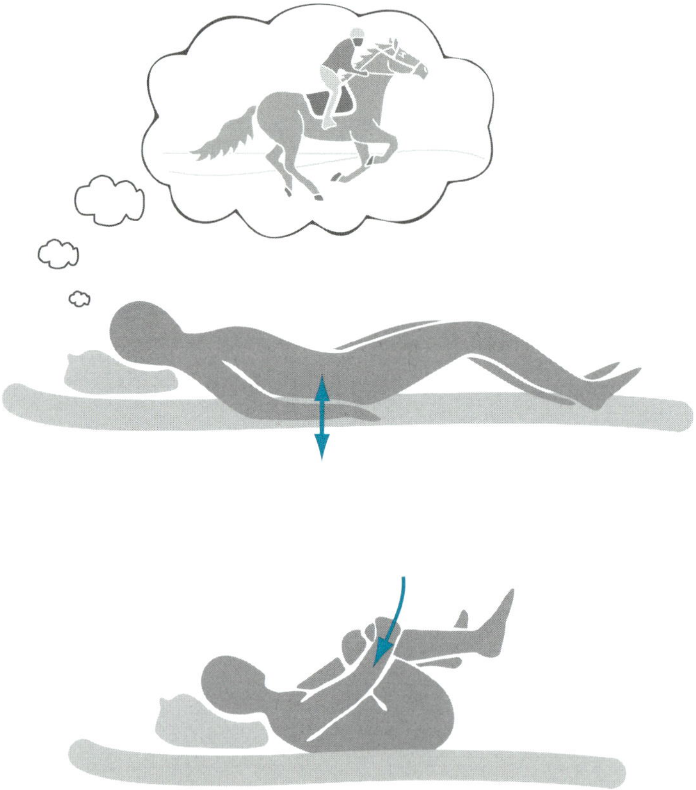

*Rückentraining aus der Vorstellungskraft heraus beim Start am Morgen im Bett, die Hocke im Liegen sorgt für Entspannung.*

Jetzt folgt das »Energie-Power-Ritual« am Bettrand mit dem »Hängebrücken-Ritual«. Sie begeben sich vor der Matratze in die typische tiefe Hocke und stützen den Oberkörper nach hinten mit den Ellbogen ab, das Becken schwebt knapp über dem Boden, die Füße stehen parallel in ganzer Länge auf dem Untergrund. Damit ist der unterste Bandscheibendruck zwischen L 5 / S 1 auf null. Sie wiederholen das Hängebrücken-Ritual bei jeder Gelegenheit, am Bahnhof vor einer Bank, während einer Wanderung, auch während der *Tagesschau* oder der *Sportschau* im Fernsehen.

Zwischen L 5 / S 1?

Das ist die Bandscheibe, die zwischen dem 5. Lendenwirbel und dem 1. Steißbeinwirbel liegt. Haben Sie mal vom Ischias gehört? Der ist das. Die Bandscheiben dienen ja quasi als Puffer für die Wirbelsäule. Wenn die rissig werden, was beim langen Sitzen leicht passieren kann, tritt eine Gallertmasse aus, die drückt auf den Nervenkanal und quetscht dabei die Nerven, was ordentlich wehtut. Fachlich heißt das »Prolaps«.

Denken Sie immer daran, im Ellbogensitz oder Hängebrücken-Ritual ist der Bandscheibendruck gleich null, im Sitzen und Stehen höher als Ihr Körpergewicht. Noch ein wichtiger Hinweis: Viele hängen sich bei Rückenbeschwerden im gestreckten Körper an eine Teppichstange. Falsch, denn sie hängen in ganzer Körperlänge am Hüftlendenmuskel, ihrem berühmten Mr. I., und erreichen somit keine Rückenentlastung.

Hängen Sie jedoch in der Hocke, wie zum Beispiel im Ellbogensitz, so erreichen Sie besonders die geplagten Bandscheiben der Lendenwirbelsäule. Diese Aussage gilt auch für die Sprossenwand, auch hier sollte man sich in der Hockstellung aushängen. Dazu stellen Sie sich mit den Füßen auf eine Sprosse, greifen mit den Händen nach oben und senken jetzt das Becken so tief nach unten ab, dass Sie praktisch in rückwärtiger Haltung die Hocke praktizieren.

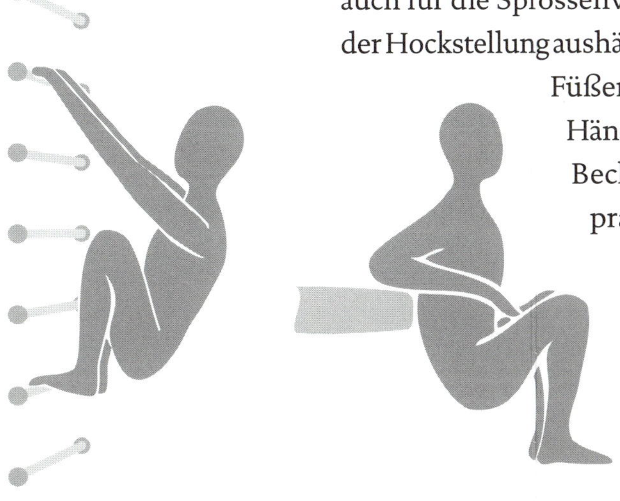

*Optimale Bandscheibenentlastung im Ellbogensitz am Bettrand, eine optimale Rückenentlastung in ständiger Wiederholung, auch an der Sprossenwand.*

## Und was kommt nun?

Beim Verlassen der Toilette arbeiten wir mit dem »Kreuzhang-Ritual« gegen die krumme Brustbeinhaltung (siehe S. 101), aber nicht nur zu Hause, auch im Betrieb erfolgt diese »Veranstaltung« nach jedem Toilettengang. Und warten Sie es ab, nach gut einem Monat können Sie den Raum der Abgeschiedenheit gar nicht mehr anders verlassen, und das ein Leben lang, und bald wird Ihnen das ganze »Büro« folgen!

**Diese Übung lege ich besonders allen Frauen ans Herz, denn sie sind es, die vielfach unter den zu hohen Absätzen und den zu engen Schuhen zu leiden haben. Diese Übung ist ein Hit, den Sie ein ganzes Leben lang »tanzen« sollten.**

Sie beginnen diesen »Kreuzhang« in Körperstreckung, über die verstärkte Kniebeuge arbeiten Sie sich langsam in die tiefe Hocke hinein, dabei rutschen die gestreckten Hände zunehmend am inneren Türrahmen nach unten. Bei der tiefen Hocke in dieser Haltung stehen die Fersen fest am Boden, die Kniegelenke sind scharnierartig nach vorn ausgerichtet. Beim dynamischen Faszien-Stretching wippen Sie jetzt mit dem Becken auf und ab und erreichen so speziell die große Lumbalfaszie und die Achillessehnen.

Die zweite Zieleinstellung ist die vordere Zehenhaltung, dabei werden zunächst die Fersen vom Boden abgehoben und die Kniegelenke nach vorn auf den Boden abgesenkt, was nicht leicht ist! Wenn Sie aber mit viel Geduld diese Position erreicht haben, folgt die Vor-

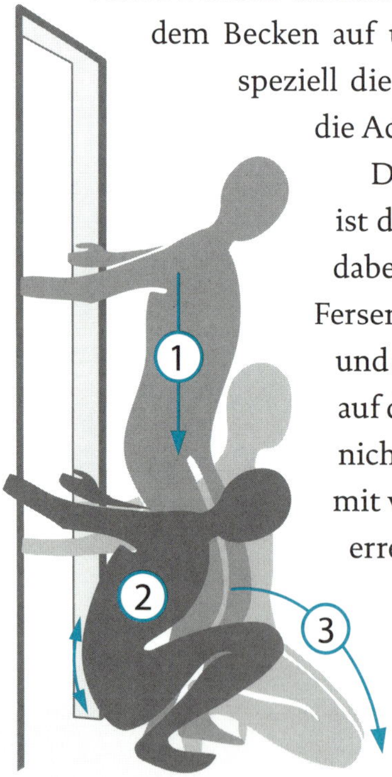


*Bei jedem Toilettengang folgt das Kreuzhang-Ritual im Türrahmen gegen die ständige Brustbeinbelastungshaltung bei langer Sitzarbeit.*

und Rückverlagerung der Kniegelenke, dabei wechseln Sie regelmäßig zwischen der vorderen Zehenbelastung und der hinteren Absenkung der Fersen. Ich schildere diesen Vorgang so genau, weil er für unsere Fußgesundheit von eminenter Bedeutung ist, denn auf diese Weise dehnen Sie die Achillessehnen, die gesamte Fußsohlenfaszie und alle Zehenbeuger.

Da die Deutschen derzeit praktisch nur noch mit Trinkflaschen unterwegs sind, ergibt sich allein biologisch eine relativ hohe Besuchsfrequenz der Toiletten und befeuert die Wirkung dieses Rituals.

Jetzt genießen Sie das Frühstück, lassen Sie sich dabei bewusst ein bisschen Zeit, zwingen Sie sich! Vielleicht summen Sie mit Ihrer Familie, mit Ihren Freunden ein kurzes Lied zum Abschluss! Lernen Sie das »Schmauen« nach Schilling.

Ich kenn nur das »schmauchen« nach dem Essen … das meinen Sie sicher nicht?

Nein. Jürgen Schilling ist ein bekannter Schauspieler, spielte in *Tatort*-Krimis und Rosamunde-Pilcher-Filmen, aber auch unter Dieter Wedel in *Der große Bellheim* usw. Irgendwann hat er bemerkt, er ist einfach zu dick. Und, noch schlimmer, er hatte dauernd Bauchschmerzen.

Natürlich wandert man da von Arzt zu Arzt, aber in seinem Fall gab es keine Heilung – weil kein Doktor die Ursachen ermitteln konnte. Bis Schilling dann das »Schmauen« entdeckt hat – eine Kombination von »Schmecken« und »Kauen«. Das heißt konkret: Nicht einfach schnell essen und schlucken, sondern langsam kauen und dabei genüsslich versuchen, den einzelnen Zutaten und dem Geschmack nachzuspüren. Erst schlucken, wenn alles »breiig« ist. Nichts Festes schlucken.

Was im Mund nicht weich wird – ausspucken! Man kann sogar eine Achtsamkeitsübung daraus machen – Achtsamkeit ist ja ohnehin in aller Munde… Sie behalten jeden Bissen so lange im Mund, bis er sich restlos verflüssigt hat durch Ihren Speichel. Die Wirkung ist phänomenal, da kann sogar der Typ-II-Diabetes kaum widerstehen!

Und das bringt wirklich was?

Das bringt wirklich enorm viel. Der Körper kann die Nahrung viel besser verdauen, der Speichel hilft sogar beim Schlankwerden, das ist definitiv so. Die Wirksamkeit von »schmauen« ist in vielen Untersuchungen bestätigt worden – und bekam sogar ein »sehr gut« von der Stiftung Warentest.

Herr Professor, was Sie alles wissen! Kompliment. Und auf zum nächsten Ritual.

Jetzt beginnt der Weg zur Arbeit. Im Auto, an jeder roten Ampel, im Zug oder Bus – immer wenn das Gefährt hält, wechseln Sie im Sitzen in Gedanken wieder vom Stuhl auf den Pferderücken, wir wiederholen das »Rückenrodeo« und mobilisieren Rücken und Beckenboden.

Jedes Mal vor dem Aufstehen folgt das »Storchenbein-Ritual« im Sitzen auf einem Stuhl, auch das kennen wir ja schon.

Danach nutzen wir jede Gelegenheit für das »Robbenflossen-Ritual«.

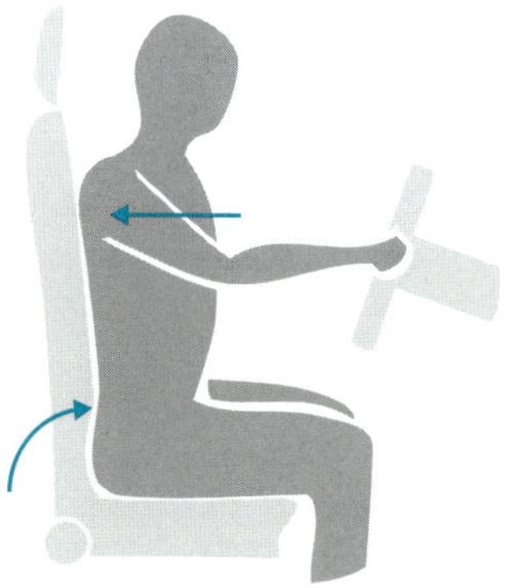

*An jeder roten Ampel folgt das Rückenrodeo.*

Ich bin gespannt…

Die Robben liegen gern auf ihren Flossen, und genau das machen Sie mit Ihren Händen auf einer Tischfläche.

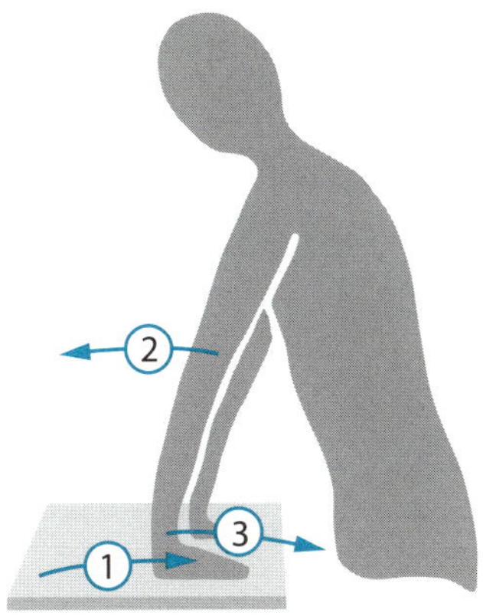


① Dehnung
② Anspannung
③ Nachdehnung

*Das Robbenflossen-Ritual bei jedem Gang zum Drucker gegen das Karpaltunnel-Syndrom.*

Jedes Mal, wenn Sie an den Drucker gehen oder sonstwie im Büro unterwegs sind, pendeln Sie in dieser Stellung mit dem Oberkörper ständig vor und zurück. So befreien Sie Ihren Mittelhandnerv, der bei der ständigen Tipperei auf der Computertastatur unweigerlich in eine Stressspannung (Kompressionssyndrom) gerät. Denken Sie daran: So funktioniert Prävention statt Operation!

Das sorgt sicher für einigen Gesprächsstoff, wenn ich so vor dem Drucker hin und her schwanke. Wie geht es weiter?

Jetzt kommt der erste längere Gesundheits-Event des Tages, 15 Minuten Vagus-Meditation in der Mittagspause an jedem Arbeitsplatz und in der Freizeit, daran kommt eigentlich keine Gesellschaft vorbei. Nach dem Essen setzen Sie sich abseits auf einen Stuhl, möglichst wieder vor ein sonnendurchflutetes Fenster. Sie schließen die Augen zum »Cinemainterne«-Programm und schnurren dabei wie eine Katze, summen wie eine Hummel, singen wie eine Amsel oder brummen wie ein Bär.
Denken Sie daran: Das macht 35 Prozent Leistungssteigerung für den Resttag bei 37 Prozent Herz-Kreislauf-Prävention, weil so der starke und aktive Sympathikus ausgebremst wird.

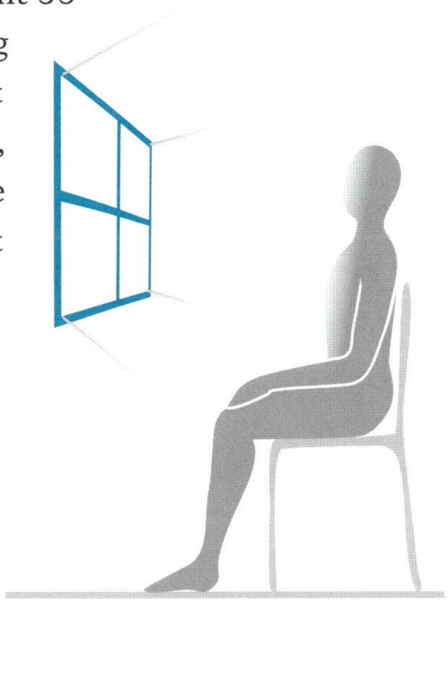

*Tägliche Überwindung des Mittagstiefs vor einem sonnendurchfluteten Fenster mit »Cinemainterne«-Programm und Kehlkopfvibrationen der Vagus-Meditation.*

Wenn Sie den ganzen Tag am Arbeitsplatz auf einem Stuhl sitzen, aber in der Nähe eine Treppe haben, dann können Sie diese zum Laufparcours umfunktionieren. Es genügen vier Stufen, die Sie vorfußbetont im Retrogang rückwärts trainieren, entweder leicht gesprungen, wobei Sie bei jeder Stufe kurz verweilen und dann zur nächsten springen, oder auf dem Weg nach oben »schlagen« Sie verstärkt den hinteren Vorfuß auf die nächsthöhere Stufe.

Treppab landen Sie mit dem ganzen Fuß auf der Außenkante und rollen den Fuß auf der Stufe nach vorn ab, dabei ist das Knie leicht gebeugt. Sie können sich auch wiederholt rückwärts treppab bewegen. Eine Fünf-Minuten-Treppenpause bei langer Sitzarbeit ist schon eine optimale Abwechslung in ihrem monotonen Sitzeinerlei.

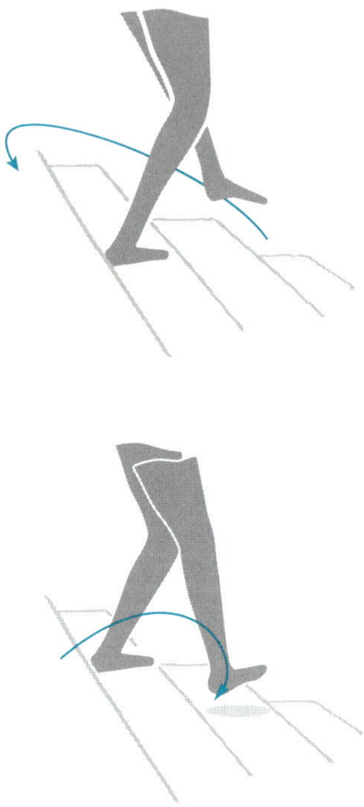

*Bewegte Erholungspause bei langer Sitzarbeit über vier Stufen rückwärts treppauf und vorwärts treppab.*

Den Nachmittag gestalten Sie in umgekehrter Reihenfolge mit den einzelnen Übungen. Zu Hause angekommen, beginnt für Sie der zweite Höhepunkt des Gesundheits-Events:

Sie sind müde von der Arbeit, verständlich, aber Sie sind nicht müde in den Beinen, sondern im Kopf – durch die vielen Informationen und Eindrücke und eventuell auch Ärger. Entspannen Sie eine Weile auf Ihrem bequemen Sessel, aber dann geht es aufs Trampolin zum Tanzjogging. Sie beginnen mit dem Einbeinstand, wippen wiederholt zweimal, viermal, vielleicht auch siebenmal, ganz wie Sie wollen, und das im Rhythmus all Ihrer Musiktitel, die Sie richtig in Schwung bringen. Dabei schwingen die Arme weit vor und zurück, in der Vorbewegung mit gestreckten Fingern und im Rückschwung im Faustschluss. Keine Angst, Sie brauchen keine Saltos zu präsentieren, Sie schwingen und vibrieren am ganzen Körper, atmen konsequent durch die Nase, damit Sie es nicht übertreiben können. Die Zeit

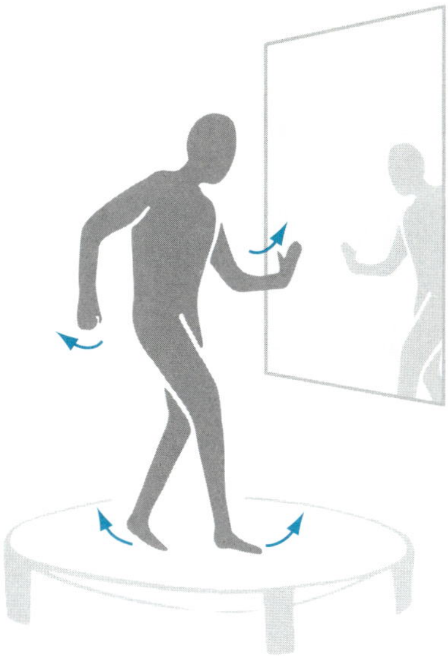

*Wochentags 15 oder 30 Minuten fasziales Tanzjogging auf dem Trampolin vor der Dusche.*

vergeht wie im Flug, und im Nu sind schon die 30 Minuten vorbei.

Danach genießen Sie eine Wechseldusche, die mit gezielten Kneipp-Güssen die Extremitäten auflockert. Und Sie wissen bereits, nach vier bis sechs Wochen können Sie gar nicht anders, denn der tägliche Weg in die Dusche führt Sie unweigerlich vorher auf das Trampolin.

Sie beherrschen inzwischen die Vagus-Meditation in allen Variationen, und Sie können sich damit auf jede Schlafpause in der Nacht freuen, weil Sie auf den Dopamin-Flash hoffen können, der Sie zwar nicht gleich in den Tiefschlaf versetzt, aber in einen Zustand des körperlichen Wohlbefindens, von dem Sie sich bald wünschen werden, dass er nie enden möge. Das ist die Achtsamkeit des Augenblicks im Sinne des ewigen »Verweile doch, du bist so schön«! Diesen Zustand wünschen wir Ihnen von ganzem Herzen, damit Sie auch die Gegenwart ständiger Stressbelastungen wieder mit mehr Lebensqualität füllen können.

## Nachwort

Vor Jahren ist mir in Asien ein Satz begegnet, der zu einer Art Lebensmotto geworden ist: »Du kannst es nicht ändern, dass die Geier über deinem Haupt fliegen, aber du kannst verhindern, dass sie Nester darauf bauen.«

Wir alle kennen die Geier, die über uns kreisen und sich in unseren Köpfen einnisten wollen: der Stress in der Arbeit, die Sorge um unsere Kinder oder Eltern, Konflikte mit dem Partner, Existenzängste und Einsamkeitsgefühle … Die Liste ist lang. Sollten sich die zudringlichen Sorgenvögel niederlassen, leiden wir unter Schlaflosigkeit, innerer Unruhe, Kopfschmerzen oder depressiven Verstimmungen. Dass wir alle irgendwann solchen Stresssituationen ausgesetzt sind, können wir nicht ändern, doch wir können sehr wohl entscheiden, wie wir mit dem Stress umgehen. Was mich anbelangt, so glaube ich: Hätte ich mein Leben nicht so aktiv geführt, wäre ich heute mit Sicherheit nicht mehr so agil und lebendig, hätte ich nicht mehr so viele Ideen und Pläne im Kopf, würde ich das Dasein nicht mehr so intensiv genießen können.

Schon als Kind und Jugendlicher hatte ich einen unbändigen Bewegungsdrang und bin viel herumgerannt. Während des Studiums und in der Ausbildung, später dann in der Unfallchirurgie, wo ich viele Stunden im OP-Saal stehen musste, habe ich dennoch jeden Tag die Laufschuhe angezogen. Selbst in Extremsituationen, wie im Hilfseinsatz während des Vietnamkriegs, wollte ich auf das tägliche Training nicht verzichten, sondern bin zu Zeiten, in denen die Waffen schwiegen, am Strand von Danang entlanggelaufen.

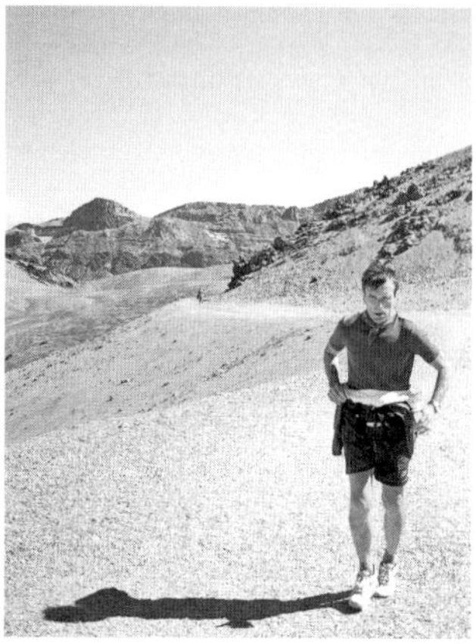

*Berglaufen und Dehnen auf Teneriffa als Kursleiter für den Kassenarztverband.*

Mein leidenschaftlicher Einsatz für die Präventivmedizin speist sich also aus eigener Erfahrung. In dieser Sache spreche ich nicht nur als Arzt, sondern auch als Mensch, der dankbar auf über 80 erfüllte Jahre zurückblicken kann. Das Laufen ist ein Teil meines Lebens geworden, ich bin immer gelaufen und darf mich zu den Läufern der ersten Stunde in Deutschland zählen.

So weit zu meiner persönliche Geschichte. Was aber, wenn Ihnen, liebe Leser, jemand erzählen will, an seiner Fitness ließe sich leider nicht viel verbessern, denn er habe nun mal ungünstige Gene – glauben Sie das? Seien Sie gewiss: Die Idee, dass alles im Leben vorbestimmt sei, ist fast so alt wie die Menschheit selbst. Nur wird sie deswegen nicht wahrer. Die alten Griechen glaubten noch an Schicksal, wir heutigen schieben es lieber auf die Gene, wenn sich der Körper schon frühzeitig durch Verschleißerscheinungen bemerkbar macht.

Als es 2001 gelang, das menschliche Erbgut zu entschlüsseln, waren die Forscher der Ansicht, dass die Gene über unsere Individualität mit all ihren kognitiven, emotionalen und gesundheitlichen Voraussetzungen bestimmen. An die Entdeckung des genetischen Codes knüpften sie deshalb große Hoffnungen: Weltweit waren sie sich einig, dass jetzt die Zeit gekommen sei, um bestimmte Erkrankungen zielgenau therapieren zu können. Sie entschlüsselten das Depressions-Gen, das Raucher-Gen und schließlich das Adipositas-Gen. So mancher Betroffene fühlte sich da in seinem Glauben bestätigt, er sei eben dick und könne daran auch nichts ändern; schließlich habe er seine Korpulenz den Genen zu verdanken. Leider ist es aber bis heute nicht gelungen, beispielsweise das Adipositas-Gen direkt zu beeinflussen und es so zu programmieren, dass das Fett auf wundersame Weise schmelzen würde. Eine solche Programmierung wäre in der Tat die beste Lösung, denn dann bräuchte es auch keine Präventivmedizin mehr. Noch aber ist es nicht so weit. Zudem hat die Sache einen Haken: Woher wissen wir so genau, dass die Annahme, Gene würden sich nicht verändern, richtig ist? Nach neuesten Erkenntnissen sind die Gene alles andere als starr, sie sind dynamisch, variabel in ihrem Stellenwert, das besagt die neue Epigenetik, die man im Moment intensiv erforscht und die uns hoffen lässt, dass wir nicht hilflos unseren Erbanlagen ausgesetzt sind.

Nach der neuen Epigenetik kommt unserem Lebensstil eine überragende Bedeutung zu, wir können unser Schicksal meistern und den guten Anlagen in uns zum Durchbruch verhelfen. Auch die Meditation wird nach diesen Erkenntnissen hoch bewertet, ebenso die Tatsache, dass unser Leben auf Gemeinschaft ausgerichtet ist, in der es auf das gute Miteinander ankommt, auf das Geben und das Nehmen, wobei wir nicht vergessen dürfen, dass die glücklichen Augen eines Beschenkten die eigenen Stresshormone reduzieren können!

Die bislang vorliegenden Ergebnisse lassen hoffen, dass wir durch regelmäßiges Training Einfluss auf die Gene nehmen und uns die erhofften Bonusjahre redlich verdienen können. Dazu braucht es gar nicht viel – die Natur ist unser bestes Vorbild, wie wir mit zahlreichen Übungsvorschlägen gezeigt haben.

Lassen Sie mich also zum Schluss einige Gedanken allgemeiner Art zu unserem Bewegungskonzept anfügen: In der Natur ist Bewegung ein tägliches Gebot, das gilt für das gesamte Tierreich, die Menschheit eingeschlossen. Von seiner Anlage her ist der Mensch ein Bewegungswesen. Erst durch die rasante technische

Entwicklung in den letzten hundert Jahren änderte sich das. Seitdem läuft der Mensch weniger, aber sitzt umso mehr: im Büro am Computer, im Auto am Steuer, auf der Couch im Wohnzimmer. Das geht so über Wochen, Monate und Jahre. Der Mensch ist zum Sitzwesen degradiert. Ist es ein Wunder, dass sich unser Körper wehrt? Monotones Sitzen macht auf Dauer krank, das betrifft nicht nur das Herz, sondern auch die Seele.

In seinem starren Ordnungsverhalten neigt der Mensch zudem zur ständigen Wiederholung des Gleichen, zur Monotonie in anhaltender Sitzarbeit nicht weniger als zur stereotypen Handarbeit. In dieser Bewegungsfolge gehorchen die Hände nur noch den Befehlen technischer Geräte, ja, sie werden gar als verlängerte Hebel der Maschinen eingesetzt. In der Natur gilt zwar auch das Prinzip der Wiederholung, aber im natürlichen Wachstum bleibt immer ein gewisser Spielraum für wechselnde Variationen, kein Tag gleicht dem anderen, und jeder Sonnenaufgang am Morgen hat seine eigene Färbung. Schauen Sie auf Ihre Fingerkuppen: Von dieser kleinen Fläche, die beim Erwachsenen höchstens zwei Mal einen Zentimeter misst, besitzt unter sieben Milliarden Menschen keiner eine originalgetreue Kopie. Ist das nicht ein Wunder?

Jetzt aber kommt die moderne Medizin und behauptet, ein moderates Ausdauertraining drei- bis viermal in der Woche reiche aus, um den Kreislauf gesund zu halten. Meine Antwort lautet Nein und nochmals Nein: Der Mensch braucht den stetigen Bewegungsausgleich im Stressalltag, und das möglichst ein Leben lang. Dazu stehe ich und danach lebe ich, solange ich denken kann. Um die tägliche Bewegung kommen wir nicht herum.

Auf diese Weise stimulieren wir nämlich die kleinen nervlichen Bewegungsmelder in den Faszien und verschaffen uns ein völlig neues Bewegungsgefühl.

Als angenehmen Nebeneffekt verspüren wir weniger Hunger und geraten deshalb nicht mehr so oft in Versuchung, zwischendurch schnell eine Kleinigkeit zu naschen. Das stressbedingte Essen fällt bei regelmäßigem Bewegungsausgleich sprichwörtlich weniger ins Gewicht. Klingt das nicht gut?

Daher mein Rat: Bewegen Sie sich! Und wenn möglich: Laufen Sie! Es ist nie zu spät, damit anzufangen. Laufen Sie allein, denn Laufen ist ein Individualsport. Wichtig ist auch die Art, wie Sie laufen: Laufen Sie mit allen Sinnen und nicht wie von Sinnen. Genießen Sie dabei die Stille um sich herum – man muss sich in dieser lauten, lärmenden Welt nicht auch noch beim Joggen unterhalten.

Die Länge der Strecke und die Intensität des Lauftrainings sind individuell verschieden, denn jeder Mensch besitzt eine eigene Lauf- und Gehkultur, die sich aus seinem Trainingszustand ergibt. Natürlich verändern sich die eigenen Ansprüche im Lauf eines Lebens. In der Jugend steht oft noch der Wettkampfgedanke im Vordergrund, vielen macht es Spaß, in einer großen Gruppe zu laufen. Mancher sucht sogar die Herausforderung des Marathons, bei dem er temporär über die persönliche Leistungsgrenze hinausgehen kann. Dennoch: Jeder von uns hat seine ganz bestimmte Geschwindigkeit, die zwar trainierbar und entsprechend veränderbar, aber letzten Endes eben eine persönliche Größe ist, das ist das bewusste Bewegungsgefühl, das besonders aus den Faszien heraus kultiviert werden kann.

Wenn Sie sich also mit Ihrer individuellen Geschwindigkeit über einen längeren Zeitraum hinweg bewegen, können Sie in einen regelrechten Glücksrausch geraten, denn durch die Anstrengung setzt der Körper Glückshormone, sogenannte Endorphine, frei. Wichtig ist, dass Sie der Zeit nicht blind entgegengelaufen, indem Sie nur das

Ziel vor Augen sehen, sondern sich ganz auf den gegenwärtigen Augenblick konzentrieren und sich *in* der Zeit bewegen. So verändert sich Ihr Zeitgefühl.

Die alten Griechen nannten diese bewusst erlebte Zeit »Kairos«: Zeit als Erlebnis, Begegnung, Erfahrung. Die chronologische Zeit »Chronos« wird hingegen in Stunden (»Hora«) gemessen und kann punktgenau auf der Uhr abgelesen werden. Sie verläuft gleichmäßig Stunde um Stunde, Tag für Tag, ein Leben lang. In dieser Beschleunigung vergeht die Gegenwart wie im Flug, in Gedanken sind wir schon bei dem, was als Nächstes passieren wird. Vor lauter Hast laufen wir Gefahr, unser Leben zu verpassen, denn Leben findet eben nicht mit der Zeit, sondern *in* der Zeit statt.

Zeit ist mithin nie absolut, sondern immer relativ. Zwischen der exakt gemessenen und der subjektiv ge-

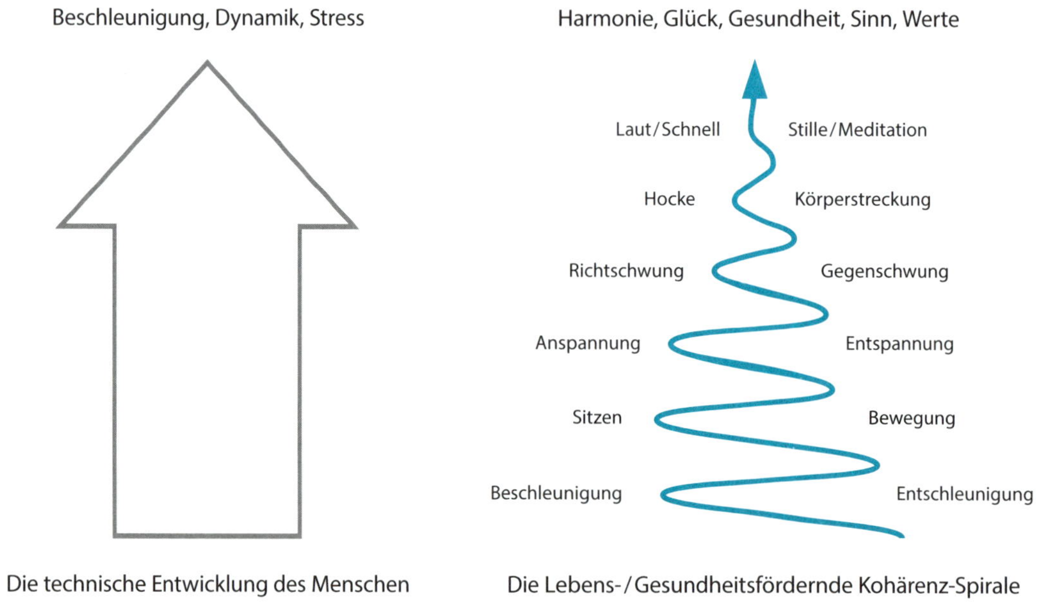


*In pfeilschneller Dynamik verliert sich die Gegenwart, die nur noch im Zeitraffer verschwommen wahrgenommen wird. Dagegen prägen Richt- und Gegenschwung im Sinne der Entschleunigung die logarithmische Spirale, das vorherrschende Energiekonzept der Natur.*

fühlten Zeit gibt es gewaltige Unterschiede: Die lineare, technische Zeit (dargestellt durch den linearen Pfeil) verläuft schnell, direkt und ohne rhythmische Prägung.

Die rhythmische, natürliche Zeit wechselt dagegen ständig zwischen betonten und unbetonten Zeitabschnitten, das ist die prägende Bipolarität dieser Welt, der Wechsel der Gegensätze, ein natürlicher Rhythmus, dem wir ständig unterworfen sind. Der berühmte Physiker Hans-Peter Dürr, mit dem ich einen langen Austausch hatte, sprach im Zusammenhang mit der Lebensspirale von »Passierchen«. Wir müssen uns täglich auf den Weg machen, von einem Extrem zum anderen, ob wir wollen oder nicht, denn jeder Stillstand ist oft der Anfang vom Ende.

In unserem täglichen Verhalten sind wir total der Anpassung an die Technik verfallen, blind folgen wir dieser linearen Mechanik, nicht jedoch der logarithmischen Spirale in ihrem natürlichen Rhythmus der Gegensätze:

- Wir sitzen verkehrt, weder entspannt in der Hocke noch in aktiver Körperstreckung. **Die Stressantwort:** Die halbe und die ganze Hocke während der Sitzarbeit oder alternativ die leistungsbereite Körperstreckung.
- Wir sitzen nicht nur verkehrt, wir sitzen auch zu lang. **Die Stressantwort:** Tägliches atemgesteuertes Ausdauertraining entweder als Tanzjogging auf dem häuslichen Trampolin oder als Faszien-Jogging im eigenen Garten.
- Wir arbeiten monoton frontorientiert und vergessen darüber den energiefördernden Gegenschwung. **Die Stressantwort:** Dynamisches Gegenschwung-Stretching im Zwei-Stunden-Rhythmus.

- Wir arbeiten in der verkehrten Hocke am Boden. **Die Stressantwort:** Das Wiedererlernen der naturrichtigen Arbeitshocke oder die Entlastung auf einem Hocker.
- Wir gehen nur noch zielorientiert und ohne Gegenschwung. **Die Stressantwort:** Faszien-Jogging mit Katapulteffekt, die neue Leichtigkeit des Laufens.
- Wir sitzen verkehrt auf der Toilette. **Die Stressantwort:** Die Hocke vor der Toilettenwand oder die Hocke auf der Toilette mit Fußunterstützung durch einen Schemel, bis denn endlich die neue Welttoilette »geboren« ist.
- Wir haben unsere Pausenkultur verloren. **Die Stressantwort:** Vagus-Meditation mittags am Arbeitsplatz, nachts gegen Schlafstörungen und gegen Sorgen und Ängste in dieser schnellen, hellen, lauten Welt.
- Im Flow intensiver Arbeit vergessen wir den Rücken. **Die Stressantwort:** Wir vertrauen der Leuchtkraft der Rituale und das mit Nachhaltigkeit.

***Die Stressantwort in der Zusammenfassung: Protestiere nicht gegen Stress, den du nicht verhindern kannst, nimm ihn an und mach mit der entsprechenden Stressantwort das Beste daraus!***

Das bewusste Erleben des gegenwärtigen Augenblicks kann es in der gemessenen Zeit gar nicht geben, auch der viel gepriesene Flow-Effekt stellt sich nur in der erlebten Zeit ein. Im »Flow« befinden sich Kinder, wenn sie sich im Spiel verlieren und die Welt um sich herum vergessen. Oder der Dirigent am Pult, der sich dem Rausch der Musik hingibt. Oder der Chirurg, der mit ganzer Hingabe nur noch das geöffnete Herz des Patienten sieht. Wenn wir aber immer wieder zu viele Termine in eine zu knapp bemessene Zeit hineinpacken, laufen wir Gefahr, kaum mehr im »Kairos«, sondern nur noch im »Chronos« zu leben. Eine stressbedingte Erkrankung ist nahezu zwangsläufig die Folge. Die gute Nachricht: Es gibt immer Wege, um in die bewusste Erfahrung der Zeit zurückzufinden. Die Wirkung eines intensiven Ausdauertrainings hatte ich schon erwähnt. Darüber hinaus kennen Sie jetzt mindestens einen weiteren Weg, um Ihr Zeitgefühl zu verändern. Erinnern Sie sich an unseren Freund Vagus? Auch er kann Ihnen helfen, dem sich immer schneller drehenden Hamsterrad im Stressalltag zu entkommen.

Der Vagus ist der Wächter unserer inneren Zeit. Er ist es, der uns in unseren natürlichen Rhythmus zurückversetzen kann. Beim Meditieren wird ebenfalls ein Glückshormon, in dem Fall Dopamin, freigesetzt. Für eine bestimmte Zeit lassen wir die lineare Gegenwart hinter uns, entspannen und kehren zurück zu unserer Mitte. Genauso gut kann das Erklimmen eines Berggipfels in der Natur zur Veränderung des Zeitgefühls führen. Oder die Musik, wenn es dem Komponisten gelingt, mit seinen Klängen bis in unser »Herzgehirn« vorzudringen. Wer sein inneres Zeitgefühl wiedergewinnen will, der sollte darauf achten, möglichst viele Momente im »Kairos« zu erleben. Er braucht dabei gar nichts Neues zu tun, sondern nur sein Tun durch Rituale neu zu ordnen. Wie das geht, haben wir im Buch erklärt.

Was lehrt uns das? Mit diesem Buch halten Sie drei entscheidende Hilfsmittel in der Hand, um die Zauberformel »Ausdauertraining + Tiefenentspannung = Bonusjahre« in Ihrem Leben erfolgreich anzuwenden. Faszien-Jogging, Faszien-Stretching und Vagus-Meditation können dem Alltagsstress in gebündelter Form entgegenwirken und gleich einer hoch dosierten Medizin die altersbedingte Verlangsamung von Geist und Körper wenn nicht verhindern, so doch erheblich hinauszögern. Denn bringen wir es auf den Punkt: Je älter wir werden, desto weniger wichtig werden die Dinge, mit denen wir uns umgeben. Glanz und Glamour verblassen mit den Jahren. Nicht mehr die Automarke, in der Sie unterwegs sind, ist von Bedeutung, sondern die Art und Weise, wie Sie nach langer Fahrt dieses Gefährt verlassen: starr und gebückt mit versteiften Gliedern – oder schwungvoll, elastisch-federnd und geschmeidig, wie Sie es durch das Faszien-Stretching gelernt haben. Und wenn es Ihnen dann noch gelingt, selbst in stressigen Situationen heitere Gelassenheit zu bewahren, haben Sie die tiefenentspannende Wirkung der Vagus-Meditation mit Erfolg verinnerlicht und sind dem »höchsten Augenblick«, von dem Goethes Faust sehnsüchtig spricht, ein gutes Stück näher gekommen.

Sie sehen also, liebe Leser, es reicht schon, wenn Sie einige der Tipps in diesem Buch beherzigen, sich mit dem mächtigen Vagus verbünden und gelegentlich an Herrn Schauberger und seine naturrichtigen Bewegungen denken – so können Sie zuversichtlich in die Zukunft schauen. Die Sorgenvögel werden sich verflüchtigen, dafür wird Ihre Beweglichkeit stetig zunehmen und das Faszien-Jogging Sie wie auf Wolken schweben lassen. Beste Aussichten also, um den verdienten Bonus einzusammeln. Wir wünschen Ihnen dabei viel Vergnügen und noch viele Jahre voller Schwung – aber vergessen Sie nicht den Gegenschwung.

Gerd Schnack

# Anhang

# Dank

Mein ganz besonderer Dank gilt zunächst Frank Elstner, der seine große Popularität dazu nutzen möchte, den Gedanken der Prävention in Deutschland breiten Kreisen der Bevölkerung näherzubringen, ja sogar zu ihrer ganz persönlichen Herzenssache zu machen. In dem Dialog von unterschiedlichen Standpunkten aus, den wir für dieses Buch geführt haben, hat Klaus Krieg wie ein vermittelnder Dolmetscher gewirkt, der uns immer wieder auf die entscheidenden Themen zurückgeführt hat. Der Grafiker Wolfgang Pfau ist als nächstes zu nennen: Er versteht es, die Wunder der Natur, die wir für unsere Gesundheit so wirkungsvoll nutzen können, zeichnerisch markant auf den Punkt zu bringen, so dass die Aussagen des Buches leichter verständlich werden. Ein besonderer Dank gilt auch meiner Frau Kirsten, die mich praktisch von allen häuslichen Arbeiten entbunden hat, so dass ich mich ganz den »Bonusjahren« widmen konnte.

Allensbach / Bodensee, Weihnachten 2016
*Gerd Schnack*

## Die Autoren

FRANK ELSTNER, Jahrgang 1942, ist Journalist, Fernsehshowmaster und Entertainer. Die von ihm erfundene Fernsehshow »Wetten, dass..?« machte ihn einem Millionenpublikum bekannt. Seine langjährige Tätigkeit als Breitensportbeauftragter des Präsidiums des Deutschen Sportbundes hat ihn jahrzehntelang für gesunde Bewegung motiviert.

PROF. GERD SCHNACK, Jahrgang 1934, ist Chirurg, Sport- und Präventivmediziner und tätig am Allensbacher Präventionszentrum mit dem Schwerpunkt präventivmedizinische Seminare und Gesundheitscoaching. Er ist Ehrenpräsident der Deutschen Gesellschaft für Präventivmedizin und Präventionsmanagement.

## Literatur und Studien

### *Literatur*

Becker, W./Krahl, H.: *Die Tendopathien*, Stuttgart 1978, Thieme

Blech, J.: *Bewegung*, Frankfurt a. M. 2007, S. Fischer Verlag

Blüchel, K. G., Malik, F.: *Faszination Bionik*, München – St. Gallen 2006, Bionik Media GmbH München und Managementzentrum St. Gallen

Blüchel, K. G., Nachtigall, W.: *Bionik*, Stuttgart – München 2000, Deutsche Verlagsanstalt

Blüchel, K. G.: *Bionik*, München 2006, Goldmann Verlag

Boff, L.: *Meditation des Lichts*, München 2010, Kösel Verlag

Boutellier, Urs: *Physiologie des Menschen*, 2007, S.928 – 952

Brügger, A.: *Die Erkrankungen des Bewegungsapparates und seines Nervensystems*, Stuttgart 1980, Fischer

Burisch, M.: *Das Burnout-Syndrom*, Berlin 1989, Springer

Chang-Lin Zhang: *Der unsichtbare Regenbogen und die unhörbare Musik*, 2007, Monarda Publishing House Ltd.

Cooper, K. H.: *Bewegungstraining ohne Angst*, München/Wien/Zürich 1986, BLV

Csikszentmihalyi, M.: *Flow – Das Geheimnis des Glücks*, Stuttgart 1995, Klett-Cotta

Csikszentmihalyi, M.: *Kreativität*, Stuttgart 1996, Klett-Cotta

Döll, M.: *Entzündungen, die heimlichen Killer*, München 2005, F. A. Herbig Verlag

Dürr, H. P., Oesterreicher, M.: *Wir erleben mehr als wir begreifen*, Freiburg 2007, Herder Verlag

Dürr, H. P.: *Auch die Wissenschaft spricht nur in Gleichnissen*, Freiburg 2008, Herder Verlag

Ekstrand, I.: *»Senkung der Verletzungshäufigkeit an Muskel- und Muskelansätzen unter Anwendung der Stretchingmethoden«*, in Sölveborn (s. dort)

Elstner, Frank: *Wetten Spaß*, Freiburg, 2012, Herder Verlag

Gimbel, B./Kalkbrenner, E.: *Handbuch Körpermanagement*, Hamburg 1992, Beer

Guggenbühl, A.: *Wer aus der Reihe tanzt, lebt intensiver*. München 2001, Kösel Verlag

Heitzer, J.: *Spiralen*, Leipzig 1998, Klett Schulbuch Verlag

Hilbrecht, H: *Meditation und Gehirn*, Stuttgart 2010, Schattauer

Hollmann, W./Hettinger, Th.: *Sportmedizin. Arbeits- und Trainingsgrundlagen*, Stuttgart 1990, Schattauer

Huppelsberg, J., Walter, K.: *Kurzlehrbuch der Physiologie*, 2005, Thieme Verlag

Ingelmark, B. E./Eckholm, R.: *»A study on Variations in the Thickness of Articular Cartilage in Association with Rest and Periodical Load«*, Uppsala 53, 1948, S. 61

Israel et al.: *»Die Trainierbarkeit in späteren Lebensabschnitten«*, Medizin und Sport 22, 1982, S. 90 – 93.

Janda, V.: *Manuelle Muskelfunktionsdiagnostik*, Berlin 1994, Ullstein Mosby

Kendall, F. P.: *Muskeln, Funktionen und Test*, Stuttgart 1988, Fischer

Neer, C. S.: *»Impingement lesions«*, in: Clin. Orthop. 173, 1983, S. 70 – 77

Netter, F. H.: *Atlas der Anatomie*, 2008 Urban u. Fischer

Schauberger, Viktor: *Unsere sinnlose Arbeit*, Bad Ischl 2001, Schauberger Verlag

Schettler, G./Mörl, H.: *Der Mensch ist so jung wie seine Gefäße*, München 1991, Piper

Schleipp, Robert: *Faszienfitness*, München 2015, Riva

Schnack, G.: *Das Wunder der Entspannungshocke*, Freiburg 2015, Herder Verlag

Schnack, G.: *Der Große Ruhe-Nerv*, Freiburg 2012, Kreuz Verlag

Schnack, G.: *Faszienjogging*, Freiburg 2016, Herder Verlag

Schnack, G.: *Fit in 7 x 7 Sekunden*, München 2003, Kösel Verlag

Schnack, G.: *Neue Körperwunder gegen Stress*, Freiburg 2014, Kreuz Verlag

Schnack, G.: *Rhythmische Meditation*, Moers 2010, Brendow Verlag

Schnack, G.:*Burnout, Prüfungsstress, Lampenfieber*, Kassel 2015, Bosse Verlag

Schünke, M. et al.: *Kopf, Hals und Neuroanatomie Prometheus*, Stuttgart 2009, Thieme-Verlag

Schwenk,Theodor: *Das sensible Chaos*, Stuttgart, 2003, Freies Geistesleben

Servan-Schreiber, D.: *Die neue Medizin der Emotionen*, München 2006, Goldmann

Silbernagl, S./Despopoulos, A.: *Taschenbuch der Physiologie*, Stuttgart 1989, Thieme

Sobotta-Becher, J.: *Anatomie des Menschen*, München – Berlin 1962, Urban u. Schwarzenberg

Sölveborn, S.A.: *Das Buch vom Stretching – Beweglichkeitstraining durch Dehnen und Strecken*, München 1983, Mosaik Verlag

Steinhausen, M., Gulbins, E.: *Medizinische Physiologie*, 2003, Ecomed Verlag

Tittel, K.: *Beschreibende und funktionelle Anatomie des Menschen*, Jena 1990, Fischer

Tomatis, A.: *Klangwelt Mutterleib*, München 1994, Kösel Verlag

Weineck, J.: *Sportanatomie*, Erlangen 1998, Perimed Verlag

Weineck, J.: *Sportbiologie*, Erlangen 1988, Perimed Verlag

Wirhed, R.: *Sport Anatomie und Bewegungslehre*, Stuttgart 1988, Schattauer

Zulley, J.: *Das Buch vom Guten Schlaf*, München 2010, Mosaik Goldmann

## *Studien*

*Amas-Höhenstudie*, Innsbruck 2000: Die Studie zeigt, dass ein richtiges Timing beim Höhentraining eine hohe Wirkung in der Herz-Kreislauf-Prävention bewirken kann.

Boutellier, Urs: *Physiologie des Menschen*, 2007, S. 928 – 952:

Es wird gezeigt, dass Bewegungsmangel heute als größtes Gesundheitsrisiko – sogar höher als Rauchen und Übergewicht – eingestuft werden kann. Begründet durch die Tatsache, dass Bewegungsmangel oft mit Übergewicht, hohem Blutdruck, Typ-II-Diabetes und Fettstoffwechselstörungen kombiniert ist.

Mit regelmäßiger körperlicher Aktivität kann man das Übergewicht um 100 %, den Bluthochdruck um 30 % und das Typ-II-Diabetes- und Herzinfarktrisiko um 50 % verringern!

Castillo-Richmond, A. et al., Universität Fairfield, Indiana, in Kooperation mit Universität L. A./Kalifornien (Stroke 31, 2000, S. 568).

Die Autoren konnten zeigen, dass Meditation in der Lage ist, Gefäßverkalkungen in den Arterien zurückzubilden. Über sieben Monate untersuchten sie in zwei Gruppen Testpersonen, die unter Bluthochdruck bei bestehender Arteriosklerose litten. Danach verglichen sie die Meditationsgruppe mit einer Kontrollgruppe, die ein Gesundheitsvorsorgetraining in Verbindung mit gesunder Ernährung durchgeführt hatte. Die Messung erfolgte mit Ultraschall an der Kopfschlagader durch die Kontrolle der Intimadicke (die Intima ist die Innenwand der Schlagader). Nach sechs Monaten zeigte sich ein signifikanter Vorteil der Meditationsgruppe: Verringerung der Intimadicke um 0,1 mm in der Meditationsgruppe und Zunahme der Verdickung um 0,05 mm in der Kontrollgruppe.

Eine Verringerung der Gefäßwanddicke in dieser Größenordnung mindert das Risiko für Herz-Kreislauf-Erkrankungen: vermindertes Herzinfarktrisiko von 11 Prozent, vermindertes Schlaganfallrisiko von 15 Prozent. Der Effekt der Meditation ist auf die Beruhigung eines überaktiven sympathischen Nervensystems zurückzuführen.

Clark et al.: »*Meta-Analysis: secondary prevention programs for patients with coronary artery disease*«. Ann Intern Med. 143 (2005), S. 659 – 672 (1. Meta-Analyse).

In Daten von 63 randomisierten (d. h. zufällig ausgewählten) Studien bei 21 295 Patienten mit bekannter koronarer Herzkrankheit konnte eine Reduktion der Gesamtsterblichkeit dokumentiert werden.

Ekstrand, J.: *Fußballstudie in Linköping 1981*, weist nach, dass durch Stretching eine Verbesserung des Bewegungsmaßes von 5 – 12 % eintritt, die mindestens 90 Minuten lang anhält.

*Framingham-Megastudie:*

Die umfangreichste Herz-Kreislaufstudie der Welt belegt seit 1948 an 15 000 Personen

- die Wirksamkeit der Bewegung bei der Prävention,
- die Schutzwirkung des »guten« HDL-Cholesterins bei der Prävention von Herz-Kreislauf-Erkrankungen,
- die Gefährlichkeit von Entzündungen bei der Entstehung von Gefäßschäden
- das erhöhte Risiko von Herz-Kreislauf-Erkrankungen bei Frauen in der Menopause.

Fries, J. F. (Stanford University Kalifornien): »*Cardiovascular Risk Profile Earlier in Life and Medicare Costs in the last Year of Life*« Arch. Intern. Med. 165 (2005), S. 1028 – 1034.

Diese seit 1984 durchgeführte Langzeitstudie an 500 Menschen, die damals über 50 Jahre alt waren und mehrfach in der Woche joggten, hat bestätigt, was durch Megastudien weltweit seit Langem belegt ist: Durch regelmäßiges Ausdauertraining im aeroben Bereich kann das Altern hinausgezögert werden, und zwar ein Leben lang. Die Forscher um James F. Fries kamen zu der Endaussage: »Sport nützt der Gesundheit mehr, als wir dachten.«

Fuhashiro et al., 2006, konnten nachweisen, dass schnelle dynamische Dehnungen der Faszien dann besonders wirksam sind, wenn sie mit einleitenden Gegenbewegungen kombiniert werden.

Goleman, D. u. Schwarz, G.: »*Meditation as an intervention in stress reactivity*«. Journal of Consulting and Clinical Psychology, 44 (1976), S. 456 – 466.

Gordon et al.: »*Exercise and mild essential hypertension. Recommendation for adults*«. Sports Medicine 10 (1990), S. 390 – 404.

Die Autoren empfehlen bei Bluthochdruck ein gemäßigtes Training zwischen 60 und 80 Prozent der maximalen Herzfrequenz, denn nach ihrer Aussage wirkt nur ein aerobes Training blutdrucksenkend.

Hambrecht, R., Walther, C.: »*Endotheliale Dysfunktion bei kardiovaskulären Erkrankungen: Einfluss von körperlicher Aktivität*«. Deutsche Zeitschrift für Sportmedizin, Jahrgang 52, Nr. 6 (2001).

Körperliche Aktivität mindert die Dysfunktion des Endothels (der Zellmembran, mit der die Arterien ausgekleidet sind) durch eine Steigerung des L-Arginin-Stickstoffmonoxyd-Stoffwechsels. Dies erfolgt durch eine Abnahme des Gefäßwiderstands bei gleichzeitiger Einschränkung der Verklumpung der Blutplättchen. Ferner nimmt die Bereitschaft der weißen Blutkörperchen ab, sich an die Gefäßinnenwände anzuheften.

18 Männer im Anfangsstadium peripherer Durchblutungsstörungen (Schaufensterkrankheit) joggten vier Wochen lang täglich auf dem Laufband. Die Zahl der zirkulierenden Stammzellen verdreifachte sich. Diese Zellerneuerer machten sich auf den Weg, die erkrankten Blutgefäße von innen zu regenerieren.

Harvard School of Public Health: *Medizinische Praxis Wissenschaft* 03/07:

In einer Megastudie an 23 681 Griechen zwischen 20 und 86 Jahren konnten Forscher der Universität Athen die Wirkung der meditativen Siesta am Mittag belegen und nachweisen, dass hierdurch das Sterblichkeitsrisiko für Herz-Kreislauf-Erkrankungen um 37 % gesenkt werden konnte.

Hollmann W. et al.: »*Laktatdiagnostik*«. Medizintechnik, 105 (1985): S. 254 – 262.

Die Autoren fanden als optimalen Wirkungsgrad der Atmung den Punkt, bei dem mit einem Minimum an Atmungsaufwand ein Maximum an Sauerstoff aufgenommen wird; es handelt sich dabei um die »aerobe Dauerleistungsgrenze«. Das ist die Belastungsintensität, die ohne Inanspruchnahme anaerober, laktazider Prozesse (also ohne Sauerstoffmangel) bewältigt werden kann, sodass ein Milchsäureanstieg im Blut vermieden wird.

Hollmann W., Gyárfás I.: »*Gesundheit und körperliche Aktivität (WHO und FIMS)*«, Dt. Ärztebl 91 (50) (1994), S. 3511 – 3512.

Auf einer gemeinsamen Tagung der Weltgesundheitsorganisation (WHO) und des Weltverbands für Sportmedizin (FIMS) in Deutschland 1994 wurde Bewegungsmangel an die Spitze aller Risikofaktoren für die Gesundheit gestellt.

Ivanovski, B. u. G. S. Malhi: »*The psychological and neurophyiological concomitants of mindfulness forms of meditation*«. Acta Neuropsychiatrica, 19/07, S. 76 – 91.

Jolliffe et al.: »*Exercise-based rehabilitation for coronary heart disease*« (Cochrane Review) (2. Meta-Analyse).

In 40 Studien bei 8440 Patienten mit koronarer Herzerkrankung konnte die Gesamtsterblichkeit durch körperliche Aktivität um 27 Prozent gesenkt, die kardiale Sterblichkeit um 31 Prozent reduziert werden.

Kaprio, J., Jujala, U. M., Koskenvua, M., Sarna, S.: »*Physical activity and other risk Factors in male twin-pairs discordant for coronary heart disease*«. Atheriosclerosis 150 (2000), S. 193 – 200.

In einer finnischen Zwillingsstudie mit Personen gleichen Erbguts wurde zwischen dem 25. und 64. Lebensjahr eine Reduzierung von Herz-Kreislauf-Erkrankungen um 43 Prozent beobachtet, wenn mehr als sechsmal pro Monat Sport getrieben wurde.

Kindermann et al.: »*The significance of aerobic-anaerobic transition for the determinati-*

*on of work load intensities during endurance training«*. Eur J App. Physiol, 42 (1979), S. 25 – 34.

Die Autoren fanden an der aeroben Dauerleistungsgrenze einen ersten Laktatanstieg auf ca. 2 mmol/l (aerobe Schwelle). In der Regel erfolgt an diesem Punkt die Umschaltung der Nasen- auf die Mundatmung. Sie hielten diese Arbeitsbelastung ausreichend für ein Training zur Prävention und Rehabilitation.

Kram & Dawson, 1998, konnten durch Bewegungsanalysen beweisen, dass durch die Längenerweiterung der Sehnen über den Katapultmechanismus die hier gespeicherte potenzielle Lageenergie in Bewegung umgesetzt werden kann. Hierdurch können die beachtlichen Sprungleistungen der Gazellen erklärt werden.

Kubo, R. et al. (J Appl Physiol 90 (2001), S. 511 – 519, und J Physiol 538 (2002), S. 219 – 226.

Die Autoren konnten zeigen, dass durch Dehnen die viskoelastischen (das elastische Fließverhalten betreffenden) Fähigkeiten gesteigert werden und bereits einmaliges Stretchen die Sehnensteifigkeit vorübergehend vermindert. In einer Langzeitstudie zeigte sich nach einem achtwöchigen Übungsprogramm mit zwei Stretchingeinheiten pro Tag eine signifikant verbesserte Compliance (Einstellungsbereitschaft) der Sehne.

Lazar, S. W., Busch, G., Gollub, R. L., Fricchione, G. I., Khalsa, G., Benson, H.: »*Functional brain mapping of the relaxation response and meditation*«. NeuroReport, 11 (2000), S. 1581 – 1585.

Lazar, S. W., Kerr, C., Wasserman, R. H., Gray, J. R., Greve, D., Treadway, M. T., McGarvey, M., Quinn, B. T., Dusek, J. A., Benson, H., Rauch, S. L., Moore, C. I., Fischl, B.: »*Meditation experience is associated with increased cortical thickness*«. NeuroReport, 16 (2005), S. 1893 – 1897.

Lazar, S. W. und Benson, H.: »*Function brain imagin and meditation*«. In: Complementary and Alternative Medicine in Rehabilitation. Leskowitz E. (ed.), St.Louis: Elsevier Health Sciences, 2002.

Liao, J. C., Beal, D. N., Lauder, G. V.: »*Fish exploiting vortices use less muscle*«. Science.

Mc Even, Bruce: »*Stress and the dynamic genome: steroids, epigenetics and the transparasome*«. Proceedings of the National Academy of Science, 2014.

Mc Even, Bruce: *Sleep Medicine: Sleep and chronic Stress. New directions for allostatic load research*, 2014,

Michalak, J. u. Heidenreich, T.: »*Neue Wege der Rückfallprophylaxe bei Depressionen. Die achtsamkeitsbasierte kognitive Therapie*«. Psychotherapeut, 50, 2005, S. 415 – 422.

Myers J. et al.: »*Exercise capacity and mortality among men referred for exercise testing*«. N Engl J Med. 346 (2002), S. 793 – 801 (3. Meta-Analyse).

In dieser Studie konnte nachgewiesen werden, dass mit der Verbesserung der maximalen Sauerstoffaufnahmefähigkeit die Sterblichkeit bei Herzkranken abnimmt.

Paffenbarger, R. S., Wing, A. L., Hyde, R. T.: »*Physical activity as an index of heart attack risk in college alumni*«. Am J Epidemiol 108 (1978), S. 161 – 175.

Das Risiko der Herzinfarktentstehung jenseits des 40. Lebensjahres sinkt um 40 bis 50 Prozent bei mehrfach durchgeführten aeroben dynamischen Aktivitäten, die einen wöchentlichen Mehrumsatz von ca. 2000 kcal bedingen. Ferner wurde festgestellt, dass bei regelmäßiger körperlicher Aktivität bei 72 488 Krankenschwestern zwischen 40 und 65 Jahren in einem Zeitraum von acht Jahren die Herz-Kreislauf-Erkrankungen sich um 37 Prozent reduzierten. Wurde ein tägliches 2-Meilen-Walking absolviert (das entspricht 3,2 Kilometern), so sank bei 707 untersuchten gesunden männlichen Nichtrauchern die Gesamtsterblichkeit um ca. 50 Prozent.

Petruson, B., Bjurö, T.: *»The importance of nose-breathing for the systolic blood pressure rise during exercise«*. Acta otolarygol (Stockholm) 109 , 1990, S. 461 – 466.
Diese Studie hat ergeben, dass bei nasaler Atmung der systolische Blutdruck unter Belastung um 13 mm/HG weniger anstieg.

Sawicki, G. S. et al., 2009:
Diese Studie besagt, dass die kinetische Speicherenergie der menschlichen Beinfaszien der von Gazellen in nichts nachsteht.

Schnorr, R. P., Ludwig, M. (Sportmediziner der Sportklinik Zürich): *Leistungstest Minitrampolin* in »Sprechstunde Dr. Stutz«.
Resumée: In der Ausdauerbelastung ist das Minitrampolin genauso effektiv wie Jogging.

Staubesand, J. et al., 1997:
Diese Studie zeigt, dass beim Fehlen von dynamischen Dehnungsbelastungen die geordnete Netzstruktur der Kollagenfasern durch altersbedingte Schonhaltung in planlose Muster verfällt, die sogenannte Adhäsionen und Verklebungen auslösen.

Tak, Paul-Peter: *who is who in research*, Akademisch Medizinisches Zentrum Uni Amsterdam

Huerta, Pato: researchers/patricio-t-huerta-phd: *the Feinstein Institute for medical Research*, Manhasset, USA

Olofsson, Peder: *Karolinksa Institut*, Stockholm, Schweden:
Diese drei Autoren zeigen, dass der Vagusnerv so gut wie jedes Organ erreicht und seine Stimulation ein potenzieller Ansatzpunkt allein zur Behandlung von Autoimmunerkrankungen (speziell bei chronischen Gelenkentzündungen der rheumatischen Arthritis und beim Morbus Crohn) darstellt.

Wallace, R. K.: *»Physiological effects of transcendental meditation«*. Science, 167 (1970), S. 1751 – 1754.

Wallace, R. K., Benson, H. u. Wilson, A. F.. *»A wakeful hypometaboloc state«*. American Journal of Physiology, 221 (1971), S. 795 – 799.

Werk, Benjamin: *Vergleichende Evaluation sympathikolytischer Muskelübungen anhand psychometrischer und physiologischer Variablen. Eine Wirksamkeitsstudie zur Vagusmeditation nach Schnack.* Norderstedt, 2016.

Witvrouw, E. et al.: *»Stretching and injury prevention«*.Sports Med 34 (2004), S. 443 – 449.
Die Autoren konnten nachweisen, dass durch Stretching die Viskosität (das elastische Fließverhalten) der Sehne nachhaltig beeinflusst werden kann, sodass die Sehne anpassungsfähiger wird.